Hefte zur Zeitschrift „Der Unfallchirurg"

Herausgegeben von:
L. Schweiberer und H. Tscherne

273

Springer
Berlin
Heidelberg
New York
Barcelona
Hongkong
London
Mailand
Paris
Singapur
Tokio

W. Strecker, F. Gebhard und L. Kinzl

Ermittlung von Verletzungsschwere und -muster beim individuellen Traumapatienten

Mit 37 Abbildungen und 39 Tabellen

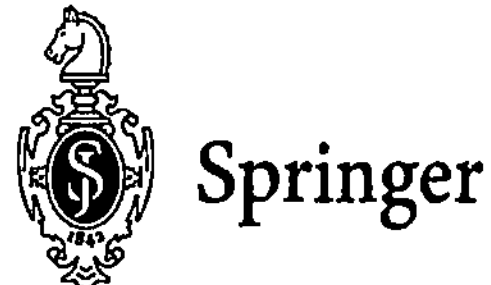

Reihenherausgeber
Professor Dr. Leonhard Schweiberer
Direktor der Chirurgischen Universitätsklinik München Innenstadt
Nußbaumstraße 20, D-80336 München

Professor Dr. Harald Tscherne
Medizinische Hochschule, Unfallchirurgische Klinik
Carl-Neuberg-Straße 1, D-30625 Hannover

Autoren
Priv.-Doz. Dr. med. W. Strecker
Priv.-Doz. Dr. med. F. Gebhard
Prof. Dr. L. Kinzl
Universitätsklinikum Ulm
Abt. für Unfallchirurgie, Hand- und Wiederherstellungschirurgie
Steinhövelstr. 9, D-89075 Ulm

ISSN 0945-1382
ISBN-13:978-3-540-65163-5   Springer-Verlag Berlin Heidelberg New York

Die Deutsche Bibliothek – CIP-Einheitsaufnahme
[**Der Unfallchirurg / Hefte**] Hefte zur Zeitschrift „Der Unfallchirurg". – Berlin ; Heidelberg ; New
York ; Barcelona ; Budapest ; Hongkong ; London ; Mailand ; Paris ; Singapur ; Tokio ; Springer.
Früher Schriftenreihe
Reihe Hefte zu: Der Unfallchirurg – Bis 226 (1992) u.d.T.: Hefte zur Unfallheilkunde
ISSN 0945-1382

Strecker, Wolf: Ermittlung von Verletzungsschwere und -muster beim individuellen Traumapatienten /
W. Strecker ; F. Gebhard ; L. Kinzl. – Berlin ; Heidelberg ; New York ; Barcelona ; Hongkong ;
London ; Mailand ; Paris ; Singapur ; Tokio : Springer, 1999
(Hefte zur Zeitschrift „Der Unfallchirurg" ; 273)
ISBN-13:978-3-540-65163-5   e-ISBN-13:978-3-642-60034-0
DOI: 10.1007/978-3-642-60034-0

Umschlaggestaltung: Design & Production GmbH, 69121 Heidelberg
Satz: FotoSatz Pfeifer GmbH, 82166 Gräfelfing
SPIN: 10693326   24/3135 – 5 4 3 2 1 0 – Gedruckt auf säurefreiem Papier

Inhaltsverzeichnis

Abkürzungen

A	Abdomen
AA	Arachidonsäuremetabolite
AF	Atemfrequenz
AIS	Abbreviated Injury Score
AK	Antikörper
anat.	anatomisch
AO	Arbeitsgemeinschaft für Osteosynthesefragen
aPh	alkalische Phosphatase
ARDS	Adult respiratory distress syndrome
B	Becken
BE	Base Excess
BMI	Body Mass Index
BWK	Brustwirbelkörper
C3	3. Halswirbelkörper
CK	Creatin-Kinase
CRP	C-reaktives Protein
CT	Computertomographie
d	dies (Tag)
DGU	Deutsche Gesellschaft für Unfallchirurgie
E	Extremitäten
EIA	Enzymimmunoassay
ELISA	Enzyme-linked immuno sorbet assey
ET	Endotoxin
EU	Endotoxin Unit
GCS	Glasgow Coma Scale
HF	Herzfrequenz
Hg	Quecksilber
HKV	Herz-Kreislauf-Versagen
HWK	Halswirbelkörper
ICU	Intensivliegezeit
IE	Internationale Einheiten
IL	Interleukin
Inf	Infektionen
ISS	Injury Severity Score
KA	Klinikaufenthalt
KOF	Körperoberfläche
LD	Letale Dosis
LD 50	Dosis mit Letalität von 50%
LDH	Laktatdehydrogenase
LE	Lungenembolie
Leuko	Leukozyten
lux	Luxation
LWK	Lendenwirbelkörper
mod	modifiziert
MOV	Multiorganversagen
nm	Nanometer
ns	nicht signifikannt
OA	Oberarm
OS	Oberschenkel
OSG	Oberes Sprunggelenk
OV	Organversagen
p	Signifikanzniveau
PG	Prostaglandin
physiolog.	physiologisch
PI	Proteinaseinhibitor
PLA	Phospholipase A
PTS	Polytraumaschlüssel
R	Korrelationskoeffizient
RIA	Radioimmunoassay
ROC	Receiver Operator Characteristic
RR	Blutdruck (nach Riva-Rocci)
RSF	Rippenserienfraktur
S	Schädel
SD	Standardabweichung

SEM	Standardfehler
SHT	Schädel-Hirn-Trauma
SIL	Interleukin im Serum
SIRS	Systemic Inflammatory Response Syndrome
STABE	Traumaklassifikation Schädel Thorax Abdomen Becken Extremitäten
systol.	systolisch
T	Thorax
Temp.	Temperatur
TIL-6	IL-6 im Thoraxsekret
TNF	Tumor Nekrose Faktor
TP	Gesamtprotein
U	Units
UA	Unterarm
US	Unterschenkel
WK	Wirbelkörper
WS	Wirbelsäule
ZNS	Zentralnervensystem

1 Einleitung

1.1
Derzeitiger Stand der Unfallrettung

Die präklinische Versorgung von Traumapatienten hat in Mitteleuropa in den letzten 3 Jahrzehnten einen hohen Standard erreicht. Neben einer stark verbesserten notärztlichen Primärversorgung konnten die Rettungszeiten einschließlich der therapiefreien Intervalle deutlich verkürzt werden. Diese Verbesserungen in der Rettungskette gründen sich auf standardisierten Alarmierungsabläufen, einem flächendekkenden Netz gut organisierter Rettungsleitstellen und einer mittlerweile hohen Dichte an Notarztstandorten. Darüber hinaus hat neben der guten technischen Ausrüstung der boden- und luftgebundenen Rettungseinheiten die Anhebung der fachlichen Anforderungen an Rettungssanitäter und Notärzte zu deutlichen Qualitätsverbesserungen geführt (Schmidt et al. 1993). Die aufnehmende Klinik schließt die Rettungskette ab. Die personellen, diagnostischen und therapeutischen Möglichkeiten der Zielklinik müssen dabei der Art und Schwere der Verletzungen angemessen sein. Die Primärversorgung von Polytraumatisierten sollte in einem Traumazentrum mit entsprechender unfallchirurgischer und intensivmedizinischer Potenz erfolgen (Kinzl et al. 1992; Schweiberer et al. 1987; Strecker et al. 1992; Tscherne et al. 1987a, West et al. 1979).

1.2
Das Problem der unfallbedingten Spätletalität

Die Perfektionierung der Rettungskette hat zu einer deutlichen Senkung der Sofort (binnen 15 min nach Trauma)- und Frühletalität (binnen 24 h nach Trauma) unfallverletzter Patienten geführt. Aufgrund der Senkung der präklinischen Letalität erreichen andererseits heutzutage zunehmend mehr Unfallverletzte mit höherer Verletzungsschwere die Klinik. Dies begründet die Beobachtung, daß einer verminderten Sofort- und Frühletalität eine seit Jahrzehnten annähernd gleichbleibende Spätletalität von Traumapatienten, von allerdings zunehmend höherer Verletzungsschwere, gegenübersteht (Regel et al. 1995, Tscherne et al. 1987b). Die Spätletalität wird verursacht durch thrombembolische Ereignisse, durch Sepsis und Multiorganversagen (MOV). Bemerkenswert ist eine häufig erst späte klinische Manifestation dieser Komplikationen mit einem zeitlichen Gipfel von etwa 2 Wochen nach Trauma. Dabei hat sich der Todeszeitpunkt in den letzten Jahrzehnten zunehmend nach hinten verschoben (Regel et al. 1995; Regel et al. 1996; Tscherne et al. 1987b). Die Ursachen der Spätletalität sind im Detail nicht geklärt. Als pathophysiologisches Modell kann letztlich ein Ungleichgewicht zwischen Art und Schwere der Verletzung und der Kompensationsfähigkeit des Organismus zugrunde gelegt werden. Diese Kompensationsfähigkeit entspricht einer Filter- oder Neutralisationskapazität von Organen, wie etwa Lunge, Leber und Nieren, gegenüber einem anflutenden „Zellschutt". Dieser „Zellschutt" aus direkt oder indirekt unfallbedingt geschädigten und gleichzeitig perfundierten Geweberegionen wird in seiner Gesamtheit als „antigenic load" bezeichnet (Trentz u. Friedel 1992, Trentz et al. 1993). Folge einer erschöpften Kompensationsfähigkeit des Organismus gegenüber diesem – relativ zu großen – „antigenic load" ist die Entwicklung von Einzel- und Mehrorganversagen. In diese modellhaften Überlegungen gehen einerseits bezüglich der Organfunktionen das („biologische") Alter des Patienten und potentielle Vorschäden von Organen ebenso ein, wie andererseits Art und Ausmaß der direkten und indirekten Traumafolgen. Die Endphasen von MOV und Sepsis gleichen sich unter klinischen, pathophysiologischen und laborchemischen Aspekten, so daß eine eindeutige Trennung zwischen beiden Krankheitsverläufen nicht mehr aufrecht erhalten wird (Buchardi et al. 1990).

1.3
Allgemeine Ursachen der unfallbedingten Letalität

Der Balanceakt zwischen Überleben und Sterben wird von endogenen und exogenen Einflüssen bestimmt. Die endogenen Faktoren beziehen sich auf den Patienten selbst, sein Alter, seinen Trainingszustand, mögliche Vorerkrankungen und Risikofaktoren. Zu den exogenen Faktoren zählen die Verletzungsschwere, die Effizienz der Rettungskette und die Qualität der medizinischen Maßnahmen (Abb. 1.1).

Während den exogenen Einflußgrößen seit Jahrzehnten große Bedeutung und Publizität eingeräumt wird (Baker et al. 1974; Boyd et al. 1987; Oestern et al. 1983; Tscherne et al. 1987b), rücken die individuellen patientenbezogenen Faktoren erst in jüngerer Zeit in den Blickpunkt des Interesses (Arbeitsgemeinschaft Scoring der DGU 1994; Milzman et al. 1992). Bezüglich der prognostischen Wertigkeit erscheinen hierbei renale, kardiale und maligne Vorerkrankungen besonders ungünstig (Milzman et al. 1992). Eine pauschale Einschätzung der Verletzungschwere, etwa durch Traumaschlüssel, ohne Berücksichtigung individueller, patientenbezogener Daten ist im Einzelfall möglicherweise ohne wesentlichen prognostischen Wert. Während die Validität von Traumascoresystemen zur vergleichenden Beurteilung von Patienten-

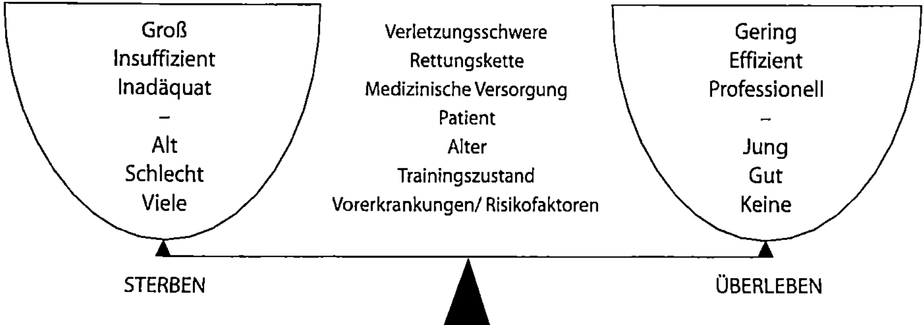

Abb. 1.1. Prognostische Einflußgrößen nach Trauma

kollektiven für wissenschaftliche oder ökonomische Fragestellungen anerkannt ist (Oestern u. Kabus 1994), erscheint deren Wert für eine entsprechende Beurteilung beim einzelnen Patienten eher fraglich. Wünschenswert ist in jedem Fall eine möglichst genaue und frühzeitige Feststellung von Art und Schwere der Verletzungen beim einzelnen Unfallverletzten sowie die Kenntnis seiner jeweiligen Risikokonstellation hinsichtlich der Spätletalität.

1.4 Fragestellungen

In diesem Zusammenhang sind folgende Fragen zu beantworten:

1. Wie ist die prognostische Wertigkeit derzeit verbreiteter Traumaschlüssel hinsichtlich des individuellen Schicksals?
2. Gibt es bestimmte Verletzungskonstellationen, die mit einer besonders hohen Früh- oder Spätletalität behaftet sind?
3. Läßt sich eine drohende Entwicklung eines MOV im Einzelfall durch die Kenntnis von initialem Verletzungsmuster und der Verletzungsschwere vorhersagen?
4. Welche biochemischen Parameter erlauben bereits in den ersten Stunden nach Trauma Hinweise auf Art und Schwere von Risikoverletzungen im Hinblick auf die Entwicklung von Komplikationen, eines Organversagens bzw. einer drohenden Spätletalität?
5. Lassen sich aus einer frühzeitigen Diagnose von Risikoverletzungen therapeutische Konsequenzen ableiten?

Diese 5 Fragen sollen anhand von 2 Studien beantwortet werden:
Studie A. Anhand einer retrospektiven Analyse der Daten von insgesamt 672 Unfallverletzten, die in den Jahren 1990 – 1992 an der Chirurgischen Universitätsklinik Ulm versorgt wurden, soll zu folgenden Fragen Stellung bezogen werden:

- Prognostische Validität von Traumascoresystemen im Hinblick auf das individuelle Patientenschicksal.
- Charakterisierung von Risikoverletzungen im Hinblick auf die Früh- und Spätletalität sowie auf die Entwicklung eines Organversagens oder eines MOV oder einer Sepsis.

Studie B. In einer prospektiven Untersuchung wurden insgesamt 107 zufällig ausgewählte Unfallverletzte der Jahre 1993 bis 1995 erfaßt. Das Verletzungsmuster und die jeweilige Verletzungsschwere wurden ermittelt. Zusätzlich erfolgte eine engmaschige laborchemische Untersuchung von verschiedenen biochemischen Parametern. Von besonderem Interesse war dabei deren

- Eignung als frühzeitige Traumamarker für Verletzungen definierter Körperregionen sowie für den FR- und WT-Schaden und ihre
- prognostische Bedeutung hinsichtlich der Entwicklung eines Organversagens und der Spätletalität.

Letztendlich soll zum ersten der unfallbedingte klinische Primärbefund möglichst klar und einfach durch die Beschreibung des anatomisch-morphologischen Schadens definiert werden. Dieser klinische Primärbefund ist zum zweiten einerseits mit dem klinischen Verlauf und andererseits aber mit Laborparametern in der Frühphase nach

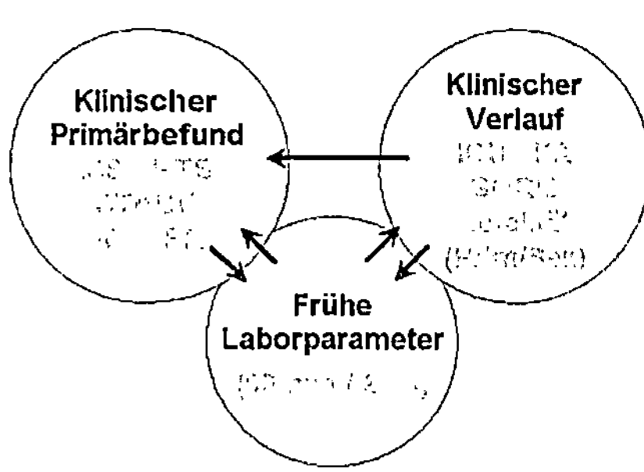

Abb. 1.2. Im Mittelpunkt der Untersuchungen stehen die wechselseitigen Beziehungen zwischen klinischem Primärbefund, klinischem Verlauf und ausgewählten Laborparametern in der Frühphase nach Trauma

Trauma ins Verhältnis zu setzen. Zum dritten soll der prognostische Wert der ermittelten Laborparameter beleuchtet werden. Dies erfolgt durch deren Korrelierung mit dem klinischen Verlauf (Abb. 1.2).

Die Analyse komplexer Pathomechanismen im weiteren Verlauf nach Polytrauma ist nicht Gegenstand dieser Untersuchungen.

2 Grundlagen

2.1
Traumaschlüssel

Durch die Erstellung von Traumascoresystemen (Traumaschlüssel) soll die Verletzungsschwere eines Traumapatienten in Punkten zusammengefaßt, also quantifiziert werden. Folgende Aussagen sollen sich dabei ableiten lassen (Bouillon u. Neugebauer 1994):

- Klassifizierung der Verletzungsschwere
- Verlaufsbeurteilung am Einzelpatienten
- Evaluierung von Therapieverfahren

Scoresysteme werden darüber hinaus als potentielle Werkzeuge zur Qualitätskontrolle und -sicherung gesehen. Dennoch, trotz langjähriger Anwendung diverser Traumaschlüssel, ist der „praktische Nutzen für viele Kliniker nicht erkennbar. Einschätzungen reichen von wissenschaftlicher Spielerei bis hin zu unverzichtbarem Instrument für die tägliche klinische Entscheidungsfindung am Einzelpatienten" (Bouillon u. Neugebauer 1994). Der Kliniker, der sich mit dem einzelnen Unfallverletzten konfrontiert sieht, erwartet vom Einsatz von Scoresystemen die dezidierte Beantwortung folgender Fragen:

- Erlauben Scoresysteme frühzeitig eine individuelle Prognose bezüglich drohender Komplikationen im weiteren Krankheitsverlauf, der Entwicklung eines Einzelorganversagens, eines MOV, einer Sepsis, dem Versterben?
- Werden durch den Einsatz von Scoresystemen diagnostische und/oder therapeutische Entscheidungen bestimmt, modifiziert oder nicht berührt?

Neben einer hohen Vorhersagegenauigkeit müssen Traumascoresysteme die Kriterien objektive Bewertung, hohe Reproduzierbarkeit und Praktikabilität erfüllen (Oestern u. Kabus 1994). Von den zahlreichen Bemühungen, Traumascoresysteme mit derartigen Qualitätsmerkmalen zu entwickeln, seien in historischer Reihenfolge einige Scores in Tabelle 2.1 tabellarisch vorgestellt.

Während international der ISS die weiteste Verbreitung gefunden hat, hat sich im deutschsprachigen Raum der PTS behaupten können. Zusätzlich zur alleinigen Bewertung von Art und Ausmaß der Verletzungen unter anatomischen Gesichtspunkten wurden in neuerer Zeit zunehmend physiologische oder auch biochemische Parameter zur Bewertung herangezogen. Neben den beiden verbreiteten Traumascoresystemen ISS und PTS werden daher in der retrospektiven Studie A auch der Base Excess und der Horovitz-Quotient analysiert.

In der prospektiven Studie B werden zur Charakterisierung des klinischen Primär-

Tabelle 2.1. Historische Entwicklung von Traumascoresystemen

Score	Erstbeschreibung	Grundlagen	Besonderheiten
Ägypten	2800 v. Chr.	anat.	Schädelverletzungen
Verletzungsskala nach De Haven	Haven De (1971)	anat.	Verletzungen bei Flugzeugunglücken
Abbreviated Injury Score (AIS)	Committee on Medical Aspects of Automotive Safety (1971)	anat.	Einzelverletzungen an Kopf, Hals, Wirbelsäule, Thorax, Abdomen, Beckeninhalt, Beckengürtel, Extremitäten, Weichteilen
Injury Severity Score (ISS)	Baker et al. (1974)	anat.	Basiert auf AIS: dessen Punktwerte für die 3 schwersten Verletzungen werden quadriert und dann addiert
Acute Trauma Index	Milholland et al. (1979)	physiolog.	Mit Aufnahmewerten, von systol. Blutdruck, Hämatokrit, pH arteriell und Prothrombinzeit
Trauma Score (TS)	Champion et al. (1981)	physiolog.	Parameter: Atemfrequenz, Atemfunktion, systol. Blutdruck, Kapillarfüllung, Glasgow Coma Scale (GCS)
Revised Trauma Score (RTS)	Copes et al. (1988)	physiolog.	Parameter reduziert auf: Atemfrequenz, systol. Blutdruck, GCS
TRISS-Index	Boyd et al. (1987)	anat./ physiolog.	ISS als anat. Maß, RTS als physiolog. Maß, Patientenalter
Polytraumaschlüssel (PTS)	Oestern et al. (1983)	anat.	Alle Einzelverletzungen an Kopf, Thorax, Abdomen, Becken und Extremitäten werden gepunktet und addiert; mit Patientenalter
PTS 1989	Oestern et al. (1991)	anat./ physiolog.	Modifizierte Punktewertung von PTS; zusätzlich: Base Excess und PaO_2/FiO_2

befundes neben den beiden Scoresystemen ISS und PTS zusätzlich die eigene Traumaklassifikation STABE (3.2.1.3) sowie für das Ausmaß von Fraktur- und Weichteilschaden FR und WT verwendet (3.2.1.4 und 3.2.1.5). Darüber hinaus wird die Wertigkeit biochemischer Parameter in der Frühphase nach Trauma in Studie B gesondert untersucht. Als Ziel- und Referenzgrößen zur Ermittlung der Vorhersagegenauigkeit von Traumaschlüsseln und Laborparametern lassen sich die nachfolgenden Kriterien verwenden. Diese beschreiben letztlich Teilaspekte des **klinischen Verlaufs** („Outcome"):

- Intensivliegezeit (ICU)
- Gesamtdauer des Klinikaufenthalts (KA)
- Infektionen (Inf)
- Sepsissyndrom (SIRS)
- Sepsis

- Art und Ausmaß eines OV
- Überleben/Sterben
- Primär-/Sekundärletalität

Zur Bewertung des OV hat sich der Goris-Score durchgesetzt (Goris et al. 1985, s. auch 3.2.2.4) und wurde auch hier verwendet.

2.2
Biochemische Parameter und Trauma

Seit langem gibt es Ansätze, direkte und indirekte Auswirkungen von Unfallverletzungen zu charakterisieren, sei es durch hämodynamische Parameter (Allgöwer u. Burri 1967, Messmer 1983) oder durch möglichst spezifische biochemische Marker (Neuhof 1987). Allerdings zielt die Mehrzahl der bekannten Untersuchungen auf mittel- oder langfristige Verläufe nach Trauma, in der Absicht komplexe pathophysiologische Zusammenhänge aufzudecken (Nast-Kolb et al. 1991).

Eine Frühdiagnostik direkter und indirekter Traumafolgen war bislang eher von nachrangigem Interesse. Eine erste umfassende Analyse der Wertigkeit biochemischer Faktoren beim Polytrauma erfolgte 1991 durch die Münchner Arbeitsgruppe D. Nast-Kolb, H. Jochum, Ch. Waydhas und L. Schweiberer (Nast-Kolb et al. 1991). Hierbei wurde eine Vielzahl wichtiger biochemischer Parameter bestimmt. Bemerkenswert ist das engmaschige zeitliche Raster für die Gewinnung klinischer Meßdaten und der Blutproben, beginnend bereits am Unfallort, mit Fortsetzungen nach Klinikaufnahme sowie 3h, 12h, 18h, 24h nach Trauma und weiterhin in täglichen Abständen bis zum 15. Tag. Für diese klinische Polytraumastudie wurde folgende Zielsetzung definiert: „Erforschung von Pathomechanismen beim Polytrauma mit Evaluierung objektiver biochemischer Parameter zur Einschätzung und Beurteilung von Verletzungsschwere, des Krankheitsverlaufes und der Prognose Schwerverletzter". Alle weiteren Veröffentlichungen in dieser Richtung müssen sich an dieser Grundlagenarbeit messen. Hierbei zeigt sich, daß Fragestellungen häufig nicht klar definiert werden, daß das zeitliche Raster der laborchemischen Analytik zu grob ausfällt, um frühe Veränderungen nach Trauma überhaupt erfassen zu können, und daß lediglich isolierte Einzelaspekte der komplexen physiologischen und biochemischen/immunbiologischen Interaktionen beleuchtet werden.

Dabei scheint es wünschenswert, zunächst Verletzungen, ggf. auch Verletzungskombinationen, mit ungünstiger Prognose hinsichtlich Früh- und Spätletalität zu ermitteln. Diese Risikoverletzungen sind klinisch möglichst einfach und prägnant und dennoch ausreichend differenziert zu definieren. Eine darauf abgestimmte Labordiagnostik sollte dabei bereits in den ersten Stunden nach Trauma die Erkennung entsprechender Risikoverletzungen erlauben. Als Modell sei hier die frühe Enzymdiagnostik nach Myokardinfarkt angeführt. Die gemeinsame Bewertung klinischer und laborchemischer Daten soll eine frühzeitige Einschätzung von Art, Muster und Schwere des individuellen Traumas erlauben und dementsprechend frühe therapeutische Weichenstellungen ermöglichen.

3 Patienten und Methoden

3.1
Patienten

3.1.1
Patientengruppe A

Im Zeitraum 1.1.1990 – 31.12.1992 wurden 672 Unfallverletzte über den Schockraum notärztlich in die Chirurgische Universitätsklinik Ulm eingeliefert. Von allen 672 Patienten erfolgte eine retrospektive Datenerhebung. Folgende Angaben wurden u.a. registriert bzw. ermittelt:

- Alter, Geschlecht und Vorerkrankungen,
- Diagnosen der Unfallverletzungen,
- Base Excess und Horovitz-Quotient PaO_2/FiO_2 bei Aufnahme,
- Traumascoresysteme: Injury Severity Score (ISS; 3.2.1.1), Polytraumaschlüssel (PTS; 3.2.1.2),
- Dauer der Intensivliegezeit (ICU) sowie des stationären Aufenthaltes (KA),
- therapeutische Maßnahmen,
- Überleben oder Sterben der Patienten einschließlich Todesursachen und -zeitpunkt.

Patienten, die in andere Kliniken während der ersten 24 h weiter verlegt wurden, blieben unberücksichtigt. Ebenfalls unberücksichtigt blieben bei den registrierten Patienten weitere stationäre Aufenthalte im Zusammenhang mit dem Unfallereignis, etwa für Sekundäreingriffe, Metallentfernungen u.a.

3.1.2
Patientengruppe B

Im Zeitraum 1.1.1993 – 31.12.1995 wurden 107 zufällig ausgewählte Unfallverletzte, die ebenfalls notärztlich über den Schockraum in die Chirurgische Universitätsklinik Ulm eingeliefert wurden, prospektiv erfaßt. Voraussetzung für die Aufnahme in die Studie war die Erfüllung von mindestens einem der folgenden Einschlußkriterien:

- Isolierte Frakturen von mindestens 2 großen Röhrenknochen
- Stumpfes Thoraxtrauma ohne tracheobronchiale Verletzung
- Stumpfes Abdominaltrauma ohne Eröffnung des Gastrointestinaltraktes
- Schädel-Hirn-Trauma mit positivem CT-Befund

Als Ausschlußkriterien wurden festgelegt:

- Lebensalter unter 16 Jahre und über 80 Jahre
- Gravidität
- Immundefizienz
- Kontaminierte offene Frakturen
- Perforierende Verletzungen von Thorax und Abdomen
- Therapiefreies Intervall > 30 min
- Rettungszeiten > 2 h

Bei allen Patienten erfolgte initial eine ausführliche Datenerhebung einschließlich der Registrierung der Parameter RR, BE und PaO_2/FiO_2 bei Aufnahme im Schockraum, der Ermittlung der Traumaschlüssel GCS, ISS, PTS und STABE, sowie die Dokumentation des Fraktur- und Weichteilschadens, der Schätzung des Blutverlustes und der entsprechenden Volumensubstitution während der ersten 24 h nach Trauma. Die klinische Dokumentation wurde jeweils an den Tagen 1/2/3/4/5/8 und 10 nach Klinikaufnahme weitergeführt, bei komplizierten Krankheitsverläufen auch länger. Wurden im weiteren Verlauf nach dem Trauma Korrekturen des klinischen Primärbefundes, ausgedrückt durch ISS, PTS, STABE, FR und WT, nötig, so gingen in die endgültige Auswertung jeweils nur die korrigierten Daten ein.

Zur Bewertung des klinischen Verlaufs wurden folgende Parameter herangezogen:

- Intensivliegezeit (ICU)
- Klinikaufenthalt (KA)
- Infektionen (Inf)
- SIRS
- Sepsis
- Organversagen (Goris-Score)
- Letalität (Primär-/Sekundärletalität)

3.1.3
Ethikkommision

Unter Berücksichtigung des genehmigten Antrages der gemeinsamen Ethikkommision der Universität Ulm, Nr. 39/91, erfolgte bei den ersten 75 Patienten der Traumastudie B eine Genehmigung für die Entnahme von Blutproben entsprechend einem engmaschigen zeitlichen Raster nach Trauma. Die 1. Blutentnahme erfolgte hierbei direkt nach Aufnahme im Schockraum, anschließend nach 30 und 60 min sowie nach 2, 4, 6, 8, 10, 12 und 24 h und nach 2, 3, 4, 5, 8 und 10 Tagen. Im 2. Teil der Studie, also bei den Patienten 76 – 107, erfolgte die 1. Blutentnahme bereits am Unfallort vor Einleitung irgendwelcher medizinischer Maßnahmen. Dieser Teil der Studie ist durch den Antrag Nr. 70/94 – Untersuchungen zur intensivmedizinischen und operativen Strategie der Sofort- und Frühversorgung von polytraumatisierten Patienten – ebenfalls von der Ethikkommision der Universität Ulm genehmigt. Das zeitliche Raster der Blutentnahmen ist in diesem Studienteil – nach vorangegangener Zwischenauswertung des 1. Teils der Studie – etwas gröber angelegt. Die Blutentnahmen erfolgten hier zunächst am Unfallort, bei Klinikaufnahme, dann nach 2, 4, 6, 12 und 24 h sowie nach 3, 5, 10 und 15 Tagen und schließlich bei Entlassung oder Verlegung des Patienten.

3.2
Methoden

3.2.1
Klinischer Primärbefund

Zur Evaluierung der Verletzungsschwere der Patienten wurden diejenigen Traumaschlüssel herangezogen, die international – der Injury Severity Score (ISS) – und
national – der Polytraumaschlüssel (PTS/PTS 89) – die größte Anerkennung und Verbreitung gefunden haben (Oestern u. Kabus 1994). Beide Scoresysteme orientieren
sich an anatomischen Kriterien zur Einteilung der Verletzungsschwere. Darüber hinaus wurde die eigene Traumaklassifikation STABE verwendet und das Ausmaß des
Fraktur- und Weichteilschadens ermittelt.

3.2.1.1
Injury Severity Score (ISS)

1971 wurde vom Committee on Medical Aspects of Automotive Safety der Abbreviated Injury Scale (AIS) entwickelt. Verschiedenen Körperregionen werden hierbei entsprechend der Verletzungsschwere Punktwerte zugeordnet:
1 = leicht, 2 = mäßig, 3 = ernst, 4 = schwer, 5 = lebensbedrohlich, 6 = tödlich.

Es erwies sich jedoch als unzureichend, nur die jeweils schwerste Einzelverletzung
allein zu bewerten. In dem 1974 von Baker et al. vorgestellten ISS werden daher die 3
am schwersten verletzten Körperregionen zusammen gewertet. Dabei werden die 3
ermittelten Einzelpunktwerte jeweils quadriert und schließlich addiert: $ISS = AIS_1^2 +
AIS_2^2 + AIS_3^2$. Dies führte zu einer besseren Einschätzung der Gesamtverletzungs-
schwere, insbesondere bei Polytraumatisierten. Der ISS kann Werte zwischen 1 (nur
eine leichte Verletzung) und 75 (mindestens 3 lebensbedrohliche Verletzungen) erreichen. Tödliche Verletzungen mit einem AIS-Wert von 6 werden ebenfalls mit 75
Punkten bewertet (Tabelle 3.1).

Tabelle 3.1. Verletzungen mit einem AIS-Wert von 6 Punkten

	AIS	ISS
Verbrennung 2° oder 3° ≥ 91% KOF	6	75
Kopf-, Hirn- oder Hirnstammzerquetschung	6	75
Dekapitation	6	75
Vollständige Aortendurchtrennung	6	75
Thoraxzerquetschung	6	75
Rumpfdurchtrennung	6	75
Zerquetschung oder vollständige Durchtrennung des Rückenmarks bei C3 oder kranial von C3	6	75

3.2.1.2
Polytraumaschlüssel (PTS/PTS 89)

Der PTS, ebenfalls ein anatomischer Traumaschlüssel, wurde an der Medizinischen
Hochschule Hannover entwickelt und 1983 erstmals von Oestern et al. vorgestellt.
Neben allen Einzelverletzungen in den Körperregionen Schädel, Thorax, Abdomen,
Becken und Extremitäten wird zusätzlich der Alterseinfluß des Patienten gewertet.
Im überarbeiteten PTS 89 (Oestern u. Kabus 1990) wurden den jeweiligen Einzelver-

letzungen neue Punktzahlen zugeordnet, der Alterseinfluß neu gewichtet und darüber hinaus die beiden physiologischen Parameter Base Excess (BE) und Horovitz-Quotient (PaO_2/FiO_2) in eine gemeinsame Punktwertung einbezogen.

3.2.1.3
Eigene Traumaklassifikation (STABE)

Eine Zwischenauswertung der Studie A ergab – in tendenzieller Übereinstimmung mit verschiedenen Literaturangaben (Bouillon u. Neugebauer 1994, Waydhas et al. 1994) – eine unbefriedigende prognostische Wertigkeit der Traumaschlüssel ISS und PTS hinsichtlich des individuellen Patientenschicksals. Offensichtlich erlaubt ein einziger Summenwert keine ausreichende qualitative und quantitative Information bezüglich Muster und Schwere individueller Traumata. Unterschiedliche organspezifische Verletzungsmuster, wie etwa bei höhergradigen Schädel-Hirn- und Thoraxverletzungen, unterschieden sich, trotz ähnlicher ISS- und PTS-Werte, erwartungsgemäß erheblich in ihrer Prognose, insbesondere auch im Hinblick auf die jeweilige Früh- und Spätletalität. In grober Anlehnung an das TNM-System der Tumorklassifikation bot sich daher eine Traumaklassifikation an, die eine Beschreibung individueller Traumamuster und -schweregrade zuläßt. Dieser Traumaklassifikation wird eine Einteilung in die 5 Körperregionen Schädel (S), Thorax (T), Abdomen (A), Bekken (B) und Extremitäten (E) zugrunde gelegt. Die Verletzungsschwere jeder Organregion wird in jeweils 3 Graden angegeben, wobei Grad 1 leichtere Verletzungen anzeigt, Grad 2 mittelschwere und Grad 3 schwere bis lebensbedrohliche Verletzungen (Tabelle 3.2). Grad 0 zeigt eine unverletzte Körperregion an.

Tabelle 3.2. STABE-Klassifikation

S	1	CT 0	GCS	13–15
	2	CT + (Contusio)		8–12
	3	CT ++ (Compressio, Blutung)		≤ 7
T	1	≤ 3 Rippen-, Sternum-, Skapula-, ≤ 2 BWK-Frakturen		
	2	> 3 Rippenfrakturen, Hämato-/Pneumothorax-, Lungenkontusion unilateral; ≥ 3 BWK-Frakturen		
	3	> 3 Rippenfrakturen, Hämato-/Pneumothorax-, Lungenkontusion bilateral		
A	1	Stumpfes Bauchtrauma; ≤ 2 LWK-Frakturen		
	2	Milz- oder Leberruptur; Einblutung in Mesenterialstiel; > 2 LWK-Frakturen		
	3	Milz- und Leberruptur; Pankreasruptur; Perforation von Hohlorganen		
B	1	Beckenfraktur unilateral		
	2	Beckenfraktur bilateral		
	3	Beckenfraktur komplex + Urogenitalverletzung oder ausgedehntes retroperitoneales Hämatom		
E	1	≤ 2 Frakturen von UA, Hand, Fuß, HWK (≥ 3 Frakturen → E2)		
	2	≤ 2 Frakturen von großen Röhrenknochen (OA, OS, US)		
	3	≥ 3 Frakturen von großen Röhrenknochen		

Die Einschätzung der jeweiligen Verletzungsschwere basiert dabei nicht auf funktionellen, sondern auf morphologischen Gesichtspunkten. Ziel dieser Traumaklassifikation ist eine qualitative und quantitative Schätzung des jeweiligen Gewebeschadens, also der sog. „antigenic load".

3.2.1.4
Ermittlung des Frakturschadens (FR)

Die Ermittlung des Frakturschadens gründet sich auf klinischen bzw. röntgenmorphologischen Befunden und ist letztlich empirischer Natur. Der hier verwendete Frakturindex (Tabelle 3.3) stellt eine erweiterte Modifikation der Indizes von Shier et al. (1977) und Modig et al. (1985) dar. Der Gesamtfrakturindex ergibt sich aus der Summe der Indizes der einzelnen Frakturen. Der unten angegebene Schweregrad A, B und C der jeweiligen Frakturen orientiert sich an der AO-Klassifikation (Müller et al. 1990).

Schädel	Einfach		1
	Schwer		2
WS	Je WK		1
Becken	Einfach		2
	Kombiniert		5
	Hüftluxation		3
Thorax	< 3 Rippen		1
	≥ 3 Rippen unilateral		2
	≥ 3 Rippen bilateral		5
	Klavikula		1
	Skapula		1

Humerus		2
Ellbogen		1
	lux Fraktur	2
Radius		1
Ulna		1
Hand		1
Femur	A/B	2
	C	4
Patella		1
Knie	lux Fraktur	2
US	A/B	2
	C	4
OSG	A/B	1
	C	2
Fuß		1

Tabelle 3.3. Frakturindex (mod. nach Shier)

3.2.1.5
Ermittlung des Weichteilschadens (WT)

Klassifizierung des Weichteilschadens
Die Art des Weichteilschadens wurde sowohl für offene als auch für geschlossene Verletzungen nach Tscherne und Oestern (1982) klassifiziert (Tab. 3.4).

Tabelle 3.4. Klassifikation der offenen und geschlossenen Frakturen im Hinblick auf Weichteilschaden, Frakturart und Kontamination

Klassifikation	Haut offen + geschlossen –	Weichteilschädigung	Frakturart leicht + mittel ++ schwer +++	Kontamination
G 0	–	–	+	–
G I	–	+	+ bis ++	–
G II	–	++	+ bis +++	–
G III	–	+++	+ bis +++	–
O I	+	+	+ bis ++	+
O II	+	++	+ bis +++	++
O III	+	+++	+ bis +++	+++
O IV	+	+++	+ bis +++	+ bis +++

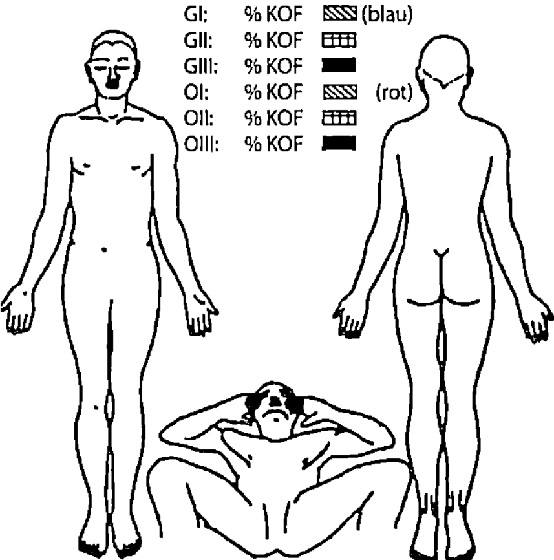

Abb. 3.1. Dokumentationsbogen für Weichteilschäden

Abweichend von der Orginalbeschreibung, die nur den Weichteilschaden bei offenen
und geschlossenen Frakturen angibt, wurde hier jedoch auch der Weichteilschaden
unabhängig von dem Vorliegen einer begleitenden Fraktur geschätzt. Geschlossene
Weichteilschäden manifestieren sich in Art und Ausmaß klinisch häufig erst am 2.
und 3. Tag nach Trauma. Eine entsprechende Dokumentation von Grad und Ausdehnung des Weichteilschadens erfolgte daher bei allen Patienten bei Aufnahme, sowie
an den Tagen 1, 2, 3 und 5 nach Trauma (Abb. 3.1). Gewertet wurden lediglich die
maximalen Ausprägungen des Weichteilschadens.

Messung von Körperteilvolumina
Zur Ermittlung der Größenordnung eines „antigenic load" sollten zum einen mor-
phologisch die Volumina von zerstörten Gewebeanteilen klinisch möglichst einfach
und praktikabel geschätzt werden, zum anderen eine laborchemische Quantifizierung durch Messung von gewebetypischen Traumamarkern erfolgen. In Anlehnung
an die klinische Schätzung von Schweregrad und Flächenausdehnung von Verbrennungen nach Wallace (1951) wurde analog die Ermittlung von Körperteilvolumina
angestrebt. Unter Benutzung des „Ulmer Fasses" und dem Prinzip der Volumenver-
drängung (Wenzel 1995) wurden an jeweils 5 Frauen und Männern folgende Körperteilvolumina bestimmt: Kopf und Hals, Thorax, Abdomen, Becken, Oberschenkel,
Unterschenkel, Fuß, Oberarm, Unterarm, Hand.

Vor der Volumenbestimmung erfolgte das Anzeichnen der anatomischen Grenzen
entsprechend der Tabelle 3.5 mit einem wasserfesten Filzstift (Abb. 3.2) sowie die
Bestimmung von Körpergewicht und -größe.

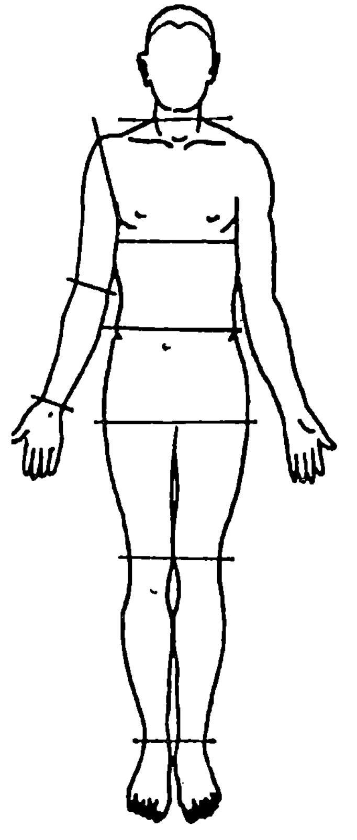

Abb. 3.2. Körperabschnitte und ihre Grenzen

Tabelle 3.5. Definitionen der anatomischen Grenzen zwischen den einzelnen Körperabschnitten

Körperabschnitt	Grenzen
Kopf mit Hals	
	Schnittstellen der Halskonturen mit M. trapezius
Thorax	
	Horizontale durch Processus xiphoideus
Abdomen	
	Verbindungslinie zwischen beiden Spinae iliacae anteriores superiores
Becken	
	Verbindungslinie zwischen den distalen Begrenzungen der beiden Trochanter majores
Oberschenkel	
	Kniegelenksspalt medial
Unterschenkel	
	Gelenkspalt des oberen Sprunggelenks
Fuß	
Thorax	
	lateraler Rand des Akromions/Axillarfalte
Oberarm	
	Ellbogengelenk Beugefalte
Unterarm	
	Handgelenk Beugefalte
Hand	

Die derart definierten Körperabschnitte wurden in das mit Wasser gefüllte „Ulmer Faß" eingetaucht. Das verdrängte Wasser wurde abgelassen, gewogen und die Volumina der jeweiligen Körperabschnitte über die Dichte des entnommenen Wassers berechnet.

3.2.2
Klinischer Verlauf

Zielgröße für jede Bewertung von Eingangsgrößen nach Trauma, wie klinischer Primärbefund (3.2.1) und frühen Laborparametern (3.2.3), ist der klinische Verlauf („Outcome"). Analog zum klinischen Primärbefund erscheint auch bei der Bewertung des klinischen Verlaufs die Fokussierung auf ein einziges Zielkriterium nicht ausreichend. Daher wurden unter besonderer Berücksichtigung der klinischen Praktikabilität mehrere einfach zu ermittelnde und gebräuchliche Zielkriterien als Entscheidungshilfen herangezogen.

3.2.2.1
Intensivliegezeit (ICU) und Klinikaufenthalt (KA)

Bei den meisten Traumapatienten entspricht die Liegezeit auf der Intensivstation (ICU) den Beatmungstagen oder übersteigt diese gelegentlich um 1 bis 2 Tage.

Der Klinikaufenthalt (KA) umfaßt lediglich die gesamte Liegezeit der Patienten vom Zeitpunkt der Aufnahme im Schockraum bis zu deren Entlassung bzw. Verlegung in Heimatkrankenhäuser, Rehabilitationseinrichtungen o.ä. Spätere Klinikaufenthalte zur Durchführung von sekundären Maßnahmen, Metallentfernungen etc. bleiben hierbei unberücksichtigt.

3.2.2.2
Infektionen (Inf)

Beim Nachweis von mindestens einem der folgenden Entzündungszeichen wurde eine Infektion konstatiert:

- Bakteriämie,
- Pneumonie,
    - Temperatur > 38,5 °C oder Leuko > 12.000/mm^3
      und
    - Positive Bakteriologie endotracheal oder positiver Röntgenbefund (Infiltrat),
- Harnwegsinfektion,
    - > 10^4 Keime im Katheterurin,
- Tiefe Wundinfektion.

3.2.2.3
Sepsissyndrom (SIRS) und Sepsis

Unter den zahlreichen, teilweise erheblich divergierenden Definitionen septischer und infektiöser Zustände wurden – in Anlehnung an die Vorschläge des American College of Chest Physicians, die 1992 in einer Konsensus-Konferenz vereinbart wurden – folgende Definitionen festgelegt:

- Sepsissyndrom bzw. „Systemic Inflammatory Response Syndrome (SIRS)" als systemische inflammatorische Antwort auf eine Reihe schwerer klinischer systemischer Alterationen:
    - Temperatur > 38,5 °C oder < 36 °C
    - HF > 90/min
    - AF > 20/min oder PaCO$_2$ > 32 mmHg oder Beatmung
    - Leuko > 12.000/mm^3 oder < 4.000/mm^3
    Davon müssen $\geq$ 2 Kriterien positiv sein.
- Sepsis: SIRS + infektiöser Fokus

Als infektiöse Foki wurden dabei die unter 3.2.2.2 genannten Infektionen gewertet.

3.2.2.4
Organversagen (Goris-Score)

Organversagen (OV) und (MOV) wurden nach Goris et al. (1985) klassifiziert. Dabei werden 7 Organsysteme unterschieden: Lunge, Herz, Nieren, Leber, Blut, Gastrointestinaltrakt und Zentralnervensystem (ZNS). Unauffällige Organfunktionen werden mit 0 Punkten gewertet, ein mittelgradiges OV mit einem Punkt und ein schweres OV mit 2 Punkten. Unabhängig von der jeweiligen Zeitdauer eines OV wurden die jeweils schlechtesten Zustände pro Organsystem gewertet und addiert. Der maximal erreichbare Goris-Score liegt somit bei 14 Punkten.

3.2.2.5
Letalität

Überleben oder Sterben sind die härtesten Zielkriterien nach Trauma. Eine differenziertere Bewertung bezüglich direkter oder indirekter Traumaeinwirkungen erlauben folgende Definitionen:

Definition der Letalität	Todeszeitpunkt nach Trauma
Sofortletalität	binnen 15 Minuten
Frühletalität	binnen 24 Stunden
Spätletalität	nach 24 Stunden
Primäre Letalität	während der ersten 3 Tage
Sekundäre Letalität	ab dem 4. Tag

Während Sofort- und Früh- sowie primäre Letalität i. allg. durch direkte Traumaeinwirkungen bedingt sind, werden Spät- und sekundäre Letalität überwiegend durch indirekte Traumafolgen verursacht, also durch MOV, Sepsis und thrombembolische Ereignisse. Da die zeitliche Grenzziehung zwischen direkt und indirekt unfallbedingter Letalität nicht eindeutig festgelegt ist, werden die genannten Definitionen zunächst parallel verwendet.

3.2.3
Frühe Laborparameter

3.2.3.1
Gewinnung der Blutproben

Wie unter 3.1.2 beschrieben, wurden bei den Patienten der prospektiven Studiengruppe B im festgelegten zeitlichen Raster nach Trauma arterielle Blutproben für die jeweiligen Bestimmungen folgendermaßen gewonnen:

- Endotoxin: unter sterilen Kautelen Abfüllen von Blut in heparinisierte (20 µl Heparin 5000 I.E./ml) ET-freie 5 ml Monovette; nach Zentrifugation (4 °C, 1850 g, 10 min) Umfüllen in pyrogenfreie Kryo-Röhrchen, Lagerung bei -70 °C bis zur Analyse.
- Interleukine, TNFα, PLA2, PMN-Elastase, CRP, CK, Aldolase: Blutentnahme in 10 ml Monovette, gefüllt mit gerinnungsfördernden Kügelchen. Zentrifugation (4 °C, 1850 g, 10 min), Portionierung und Lagerung der Serumproben bei -70 C.
- Prostaglandine: Blutentnahme in 2,7 ml EDTA-Monovette mit 100 µl des Cyclo-Oxygenasehemmers Indometacin. Weitere Verarbeitung wie Blutserum.
- Unabhängig erfolgten, wenn möglich zeitsynchron, bedarfsweise Blutentnahmen für Routinebestimmungen von Blutbild, Elektrolyten, Gerinnungsparametern, von Gesamteiweiß, Harnstoff, Kreatinin u.a.
  Ebenfalls erfolgten situationsabhängig arterielle Blutgasanalysen.

3.2.3.2
Endotoxin (ET)

Der ET-Gehalt im Blutplasma wurde mittels einer von Berger et al. (1988) entwickelten chromogenen Modifikation des Limulus-Amöbozyten-Lysat-Tests bestimmt.
Die Sensitivität des Tests liegt bei 0,02 EU/ml, entsprechend 1,7 pg ET/ml Blutplasma.
Normalbereich: $\leq$ 0,015 EU/ml, einer ET-Konzentration von 1,3 pg/ml Blutplasma entsprechend.

3.2.3.3
Interleukin (IL) -1a, -6, -8

Interleukin-1α im Serum (SIL-1α)
Die SIL-1α Konzentration wurde mittels eines handelsüblichen Sandwich-ELISA (Quantikine™ Human IL-1α Immunoassay, Fa. R&D Systems, Inc., Minneapolis, USA) bestimmt.

Nach dem Aufbringen der Serumproben auf eine mit monoklonalen anti IL-1α Antikörpern beschichteten Mikrotiterplatte und Inkubation über 2 h werden die nichtgebundenen Proteine ausgewaschen.

Die fixierten Immunkomplexe werden mit Enzym-markierten polyklonalen anti IL-1α Antikörpern überschichtet. Nach Auswaschen der ungebundenen Enzym-markierten Antikörper Zugabe eines chromogenen Substrats und phototechnische Bestimmung der Immunkomplex-gebundenen Markerenzyme bei 450 nm.

Von allen Proben erfolgten Doppelbestimmungen.

Die Sensitivität des Tests liegt bei 0,2 pg/ml.
Normalbereich: $\leq$ 3,9 pg/ml.

Interleukin-6 (IL-6)
Die Interleukin-6 Konzentrationen im Serum (SIL-6) und im Sekret von Thoraxdrainagen (TIL-6) wurden ebenfalls mittels eines Sandwich-ELISA bestimmt (Fa. DPC Biermann, Bad Nauheim). Die Mikrotiterplatten sind mit monoklonalen anti IL-6 Antikörpern beschichtet, das Enzymkonjugat besteht aus Acetylcholinesterase-konjugierten monoklonalen anti IL-6 Antikörpern. Die photometrische Messung erfolgt bei 410 nm. Von allen Proben wurden Doppelbestimmungen durchgeführt.
Die Sensitivität des Tests liegt bei 1 pg/ml.
Normalbereich im Serum gesunder Probanden: < 11 pg/ml.

Interleukin-8 im Serum (SIL-8)
Die Bestimmung von SIL-8 erfolgte mittels Sandwich-ELISA (Fa. DPC Biermann, Bad Nauheim) unter Benutzung von 2 monoklonalen Antikörpern für 2 verschiedene Bindungsstellen des IL-8 Moleküls. Während sich eine Bindungsstelle fest an das Sandwich anlagert, steht die 2. Bindungsstelle für eine Anlagerung durch einen alkalischen Phosphatase-konjugierten AK zur Verfügung. Überschüssiger löslicher AK-Komplex erzeugt nach Zugabe eines Farbsubstrats eine Chemilumineszenz, deren Intensität der IL-8 Konzentration der Probe proportional ist.
Die Sensitivität des Tests liegt bei 2,0 pg/ml.
Normalbereich: < 62 pg/ml.

3.2.3.4
Tumornekrosefaktor α (TNFα)

Analog zu den Interleukinbestimmungen wurden die Serumkonzentrationen von
TNFα mittels Sandwich-ELISA gemessen (Fa. Chromogenix AB, Mölndal, Schwe-
den). Die Mikrotiterplatten waren hierbei mit polyklonalen anti TNFα Kaninchenan-
tikörpern beschichtet, das Enzymkonjugat bestand aus Biotin-markierten monoklonalen anti TNFα Mausantikörpern. Die photometrische Auswertung wurde bei 450
nm durchgeführt.
Von allen Proben erfolgten Doppelbestimmungen.
Die Sensitivität des Tests liegt bei 4 pg/ml.
Normalbereich: < 15 pg/ml.

3.2.3.5
Arachidonsäuremetabolite (AA)

Mittels der bereits oben vorgestellten Sandwich-ELISA Methodik wurde Prostaglandin F2α (PGF2α) bestimmt (Sensitivität: 24 pg/ml; Cayman Chemical Company, Ann
Arbor, Michigan, USA). Analog dazu erfolgte als Äquivalent für die instabilen Ver-
bindungen PGE2, Prostacyclin PGI2 und Thromboxan A2 (TXA2) die Bestimmung
ihrer stabilen Degradationsprodukte Bicylco PGE2 (Sensitivität: 1,5 pg/ml; Cayman
Chemical Company, Ann Arbor, Michigan, USA), 6-keto-PGF1α (Sensitivität: 3 pg/
ml) und TXB2 (Sensitivität: 3,6 pg/ml; beide Test-Kits von Amersham International,
Buckinghamshire, England).

15-keto-13, 14 dihydro-PGF2α wird als Prostaglandin M (PGM) bezeichnet und ist
der inaktive Metabolit von PGF2α. Die Bildung von PGM als Abbauprodukt des
PGF2α erfordert eine aktive Syntheseleistung der Lunge und kann somit als Grad der
pulmonalen metabolischen Funktionskapazität gewertet werden.

Die Bestimmung erfolgte mit einem eigenentwickelten PGM-RIA im biochemischen Labor der Sektion Chirurgische Forschung der Chirurgischen Klinik I der Universität Ulm.

3.2.3.6
Creatinkinase (CK)

Die Serumaktivität der Gesamt-CK wurde photometrisch bei 670 nm mit einem handelsüblichen Test gemessen (Fa. Johnson & Johnson, Illkirch, Frankreich). Die
Bestimmung des Isoenzyms CK-MB erfolgte analog dazu nach Zusatz von hemmen-
den Antikörpern gegen die CK-MB Untereinheit.

Die Sensitivität der Serumaktivität der Gesamt-CK liegt bei 20 U/l, die der CK-MB
bei 1 U/l.
Normalbereiche: Gesamt-CK 30 – 135 U/l bei Frauen und 55 – 170 U/l bei Männern; CK-
MB < 16 U/l und < 6% Gesamt-CK.

Die Ermittlung der CK-MM erfolgte als Differenzbildung zwischen CK und CK-MB
unter Vernachlässigung der CK-BB.

3.2.3.7
PMN-Elastase

Die Bestimmung der Serumaktivität der PMN-Elastase erfolgte mittels eines handelsüblichen Enzymimmunoassays (EIA) der Fa. Merck, Darmstadt. Hierbei wird die
α-1-Proteinaseinhibitor-(PI-)gebundene Elastasemenge als Elastase-α_1-PI-Komplex
gemessen. Dieser Komplex aus den Serumproben verbindet sich mit nichtlöslichen
Antikörpern gegen humane PMN-Elastase. Nach mehreren Waschschritten wird mit
einem AK gegen α_1-PI inkubiert, der seinerseits mit alkalischer Phosphatase (aPh)
markiert ist. Die photometrisch meßbare Enzymaktivität der aPh gegenüber N-Nitro-
phenylphosphat ist proportional der komplexierten PMN-Elastase in der Serumprobe.
Normalbereich: 60 – 110 ng/ml.

3.2.3.8
Phospholipase A2 (PLA2)

Die Bestimmung der PLA2-Aktivität im Serum erfolgte nach Hoffman und Neumann
(1989). Durch PLA2 aus Phosphatidylcholin freigesetzte Fettsäuren werden dabei in
einem zweiten Reaktionsschritt über eine Farbreaktion bei Hg 546 nm und Raum-
temperatur photometrisch bestimmt.

Der erste Reaktionsschritt wurde mittels eines kommerziell erhältlichen, enzyma-
tischen Farbtests der Fa. Boehringer, Mannheim, durchgeführt. Die Bestimmung der
freien Fettsäuren erfolgte mit einem Testkit der Fa. Wako Chemicals, Neuss.
Normalbereich: bis 10 U/l.

3.2.3.9
C-reaktives Protein (CRP)

Die CRP Konzentration im Serum wurde mittels kinetischer Nephelometrie gemes-
sen. Hierbei kommt es zur Komplexbildung zwischen Antikörpern und CRP. Die in
Lösung befindlichen Komplexe verursachen hierbei eine nephelometrisch meßbare
Zunahme der Lichtstreuung (Fa. Beckmann, Brea, California, USA).
Normalbereich: < 5 mg/l.

3.2.3.10
Weitere Laborparameter

Aldolase
Die Enzymaktivität der Serumaldolase wurde photometrisch bei Hg 334 nm und
37 °C gemessen (Fa. Boehringer, Mannheim).
Normalbereich: bis 7,6 U/l.

Gesamt-Eiweiß (TP)
Die TP-Bestimmung im Serum erfolgte nach der Biuret-Methode mit einem Testkit der
Fa. Boehringer, Mannheim.
Normalbereich: 66 – 87 g/l.

Laktatdehydrogenase (LDH)
Bei der Katalyse von Pyruvat zu Laktat wird NADH verbraucht, dessen Konzentrationsab-
nahme photometrisch mit einem Testkit der Fa. Boehringer, Mannheim, bestimmt wurde.
Normalbereich: 80 – 120 U/l.

3.3
Statistische Auswertung

3.3.1
Validität

Zur Bewertung von Traumascoresystemen, physiologischen und biochemischen Parametern wird deren prognostische Zuverlässigkeit in Hinblick auf zu definierende Zielkriterien ermittelt.

Bei den gängigen Traumaschlüsseln (Tabelle 3.6) ist das übliche und gleichzeitig härteste **Zielkriterium** Überleben oder Sterben. Bei dieser Konstellation beschreibt die **Spezifität** den prozentualen Anteil der korrekt vorhergesagten überlebenden Patienten, und die **Sensitivität** den Anteil der korrekt vorhergesagten verstorbenen Patienten. Die Treffsicherheit oder **korrekte Prognose** gibt den prozentualen Anteil der richtig vorhergesagten Prognosen für die tatsächlich überlebenden und gestorbenen Patienten an.

Tabelle 3.6. Spezifität, Sensitivität und korrekte Prognose von Traumaschlüsseln

	Prognose Überleben	Prognose Sterben	Gesamt
Wirklich überlebt	a	b	a + b
Wirklich gestorben	c	d	c + d
Gesamt	a + c	b + d	n
Spezifität	a / (a + b)		
Sensitivität	d / (c + d)		
Korrekte Prognose	(a + d) / n		

Aufgrund der Abhängigkeit der „Treffsicherheit" von der Prävalenz der überlebenden Patienten in der Stichprobe, läßt sich diese zusammenfassende Maßzahl „Treffsicherheit" nicht verallgemeinern. Statt dessen empfiehlt sich die Verwendung des **Youden-Index Y:**

Y = Sensitivität + Spezifität -1

Bei einem positiven Zusammenhang zwischen Testergebnissen und dem tatsächlichen Sachverhalt ist Y > 0. Besitzt der Test jedoch keine Trennschärfe, dann gilt Y = 0 (Guggenmoos-Holzmann und Wernecke 1996).

3.3.2
ROC-Kurven

Die **Schwellenwerte** für die jeweiligen Bewertungen beziehen sich immer auf die Prognose bei annähernd 50 %igem Risiko. Dieser Schwellenwert, der sogenannte „Cutoff", muß prinzipiell für jeden einzelnen Traumaschlüssel und Risikoparameter gesondert ermittelt werden. Der Cut-off für jeweilige Parameter kann zwischen einzelnen Institutionen unterschiedlich sein und ist daher grundsätzlich nicht aus Literaturangaben übertragbar.

In Abhängigkeit von festgelegten Schwellenwerten verändern sich auch die testspezifischen Sensitivitäten und Spezifitäten. Diese Abhängigkeiten lassen sich graphisch in sog. ROC-Kurven (Receiver Operator Characteristic) zusammenfassen. Hierbei werden für jeden Cut-off die zugehörigen Wertepaare (Sensitivität / (100 – Spezifität)) der kumulierten Verteilung in einem Koordinatenkreuz aufgetragen (Guggenmoos-Holzmann u. Wernecke 1995).

3.3.3
Korrelationsanalyse

In der Patientengruppe B (3.1.2) wurden zum ersten alle Merkmale, die den klinischen Primärbefund beschreiben (ISS, PTS, STABE, FR, WT) mit den Merkmalen, die den klinischen Verlauf dokumentieren (ICU, KA, Inf, SIRS, Sepsis, Goris-Score, primäre / sekundäre / Gesamtletalität), korreliert.

Zum zweiten wurden die primären klinischen Merkmale mit allen einzelnen Laborwerten für jeden Zeitpunkt der Blutprobengewinnung nach Trauma ins Verhältnis gesetzt.

Zum dritten erfolgte analog hierzu die Korrelierung zwischen den Merkmalen des klinischen Verlaufs und den Laborparametern.

Zur Auswahl eines für die vorliegenden Daten geeigneten statistischen Tests für die Korrelationsanalyse wurde zur Überprüfung der Datenverteilung zunächst der **Kolmogoroff-Smirnoff-Test** angewendet. Hierbei zeigten sich die Laborergebnisse pro Zeitpunkt nach Trauma nur partiell normalverteilt. Zur Korrelationsanalyse wurde daher der **Spearman-Korrelationskoeffizient-R** eingesetzt, der auf allgemeine Zusammenhänge prüft (Guggenmoos-Holzmann u. Wernecke 1995).

Das **Signifikanzniveau p** wurde auf $p \leq 0,05$ festgesetzt. Zur Vereinfachung wurden in einigen Tabellen und Abbildungen Signifikanzen wie folgt gekennzeichnet:

$p \geq 0,05$	n.s.
$p < 0,05$	*
$p < 0,01$	**
$p < 0,001$	***
$p < 0,0001$	****

Statistisch hoch signifikant korrelierende Merkmale wurden im einzelnen weiter analysiert. Besonders interessierende klinische Merkmale wurden in Untergruppen (z.B. PTS-Gruppen, Schweregrade des Weichteilschadens) aufgeteilt, und der zeitliche Verlauf damit korrelierender Laborparameter wurde pro Untergruppe graphisch dargestellt. Die Laborergebnisse der einzelnen Untergruppen wurde pro Abnahmezeitpunkt varianzanalytisch nach **Kruskal-Wallis** untersucht.

Als weitere Form der deskriptiven Statistik wurden **Boxplots** verwendet. Als graphische Bezugsgrößen wurden hierbei der Mittelwert x̄, der Standardfehler SEM und die Standardabweichung SD herangezogen. Das Verhältnis der einzelnen Gruppen wurde mit dem **U-Test nach Mann und Whitney** überprüft.

4 Ergebnisse

4.1
Beschreibung der Patientengruppe A

Von den 672 Unfallverletzten, die von 1990 – 1992 über den Schockraum in die Chirurgische Universitätsklinik Ulm aufgenommen wurden, waren 273 (40,6%) im Sinne der Definition von Trentz u. Tscherne (1978) polytraumatisiert und 368 (54,8%) intensivpflichtig. Die sonstigen Verletzten konnten auf der Überwachungsstation weiter betreut werden. Die Letalität aller Patienten betrug 10,6%, diejenige der Polytraumatisierten 13,9% (Tabelle 4.1).

Patientenzahl	672	
Polytraumatisierte	273	40,6%
Intensivpatienten	368	54,8%
Geschlechtsverteilung		
– männlich	485	72,2%
– weiblich	187	27,8%
Polytraumatisierte		
– männlich	221	81,0%
– weiblich	52	19,0%
Intensivpatienten		
– männlich	279	75,8%
– weiblich	89	24,2%
Letalität		
– aller Patienten	71	10,6%
– der Polytraumatisierten	36	13,9%

Tabelle 4.1. Patientengruppe A

4.1.1
Alters- und Geschlechtsverteilung

Die Alters- und Geschlechtsverteilung der Patientengruppe A ist in Abb. 4.1 zusammengefaßt. Der jüngste Patient war 1 Monat alt, der älteste 88 Jahre. Das Durchschnittsalter ($\pm$ SD) lag bei 37,2 $\pm$ 20,7 Jahren, der Median bei 33 Jahren. Nach stark ansteigender Tendenz in der Altersgruppe 16 – 20 Jahre wird das Maximum der Unfallhäufigkeit in der Altersgruppe 21 – 25 Jahre erreicht, um dann allmählich abzufallen. Die 20- bis 30jährigen stellen mit rund 30% den größten Anteil der gesamten Traumapatienten. In dieser Altersgruppe dominieren die männlichen Patienten anteilig mit 77% noch stärker als im gesamten Durchschnitt aller Patienten mit 72,2%.

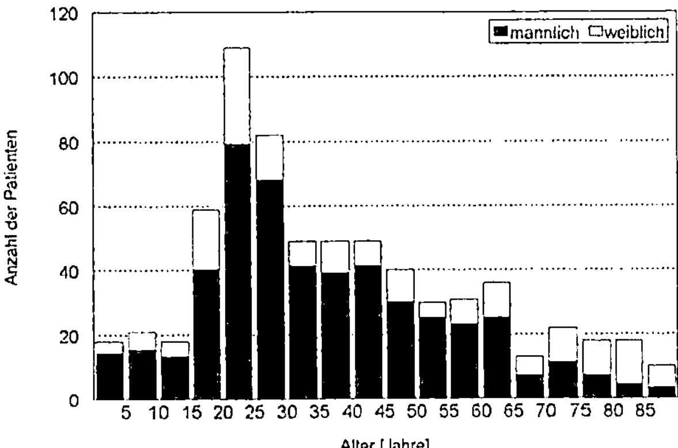

Abb. 4.1. Alters- und Geschlechtsverteilung der Unfallverletzten
der Jahre 1990 bis 1992 (n = 672)

4.1.2
Ursachen der Primär- und Sekundärletalität

Von 71 Patienten sind etwa 2/3 an direkten Unfallfolgen verstorben, an drittgradigem
Schädel-Hirn-Trauma (SHT III°), hämorrhagischem Schock und primärem Herz-
Kreislauf-Versagen (HKV). Jeder 3. Verletzte verstarb an indirekten Unfallfolgen, 17
davon an MOV/Sepsis, 4 an Lungenembolie (LE) und 3 an sekundärem HKV (Abb. 4.2).

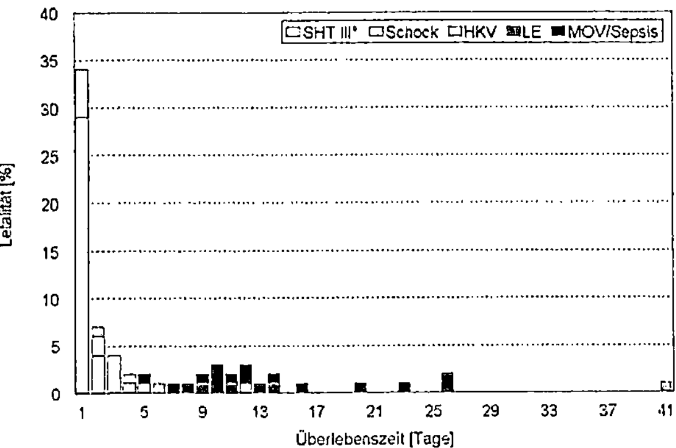

Abb. 4.2. Ursachen der Letalität
und Überlebenszeiten nach Trauma

Die mittlere Überlebenszeit nach MOV lag im Mittel bei 12,1 Tagen. Von den 17 Patienten, die im MOV verstarben, hatten 3 Schädel-Hirn-, alle 17 Thorax-, 6 Abdomen-, 3
Becken- und alle 17 Extremitätenverletzungen. Legt man nun zur Beurteilung der
jeweiligen Verletzungsschwere die eigene Traumaklassifikation STABE (3.2.1.3)
zugrunde, so zeigt sich, daß in 14 Fällen drittgradige Thorax- und in 13 Fällen drittgradige Extremitätentraumen vorlagen. Dies unterstreicht die Sonderstellung des
Thoraxtraumas in Hinblick auf die Entwicklung eines MOV. Die Kombination von
höhergradigem Thorax- mit höhergradigem Extremitätentrauma erscheint hierbei
besonders ungünstig. Vergleicht man wiederum die Letalitätsraten aller Patienten in

Verletzungsmuster	n	Schweregrad		
		1	2	3
S	3	3	–	–
T	17	–	3	14
A	6	1	3	2
B	3	–	1	2
E	17	1	3	13

Tabelle 4.2 Verletzungsmuster der 17 Patienten mit letalem MOV

Abhängigkeit vom Grad des Thoraxtraumas, so zeigt sich auch hier die ungünstige Sonderstellung des zweit- und insbesondere des drittgradigen Thoraxtraumas (Tabelle 4.2).

4.1.3
Injury Severity Score (ISS)

4.1.3.1
Häufigkeitsverteilung

Der mittlere ISS-Wert aller Patienten lag bei 16,2 $\pm$ 12,9 $\pm$ SD) Punkten, der Median bei 13 Punkten. Die Werte bewegen sich zwischen 0 und 66 Punkten. Aus Abb. 4.3 kann die jeweilige Patientenzahl, einschließlich der Letalität, in Abhängigkeit vom ISS entnommen werden. Auffallend sind die Häufungen der Patientenzahlen bei einem ISS von 9, 25 und 29 Punkten. Dies erklärt sich durch die zahlreichen Verletzungen mit einem AIS von 3 (ISS = 9), 5 (ISS = 25) oder der Kombination von AIS 5 und 2 (ISS = 29). Die Letalitätshäufung bei 25 Punkten entspricht einer isolierten Verletzung mit einem AIS-Wert von 5 (= lebensbedrohlich), meist einem SHT III° entsprechend. Der niedrigste ISS-Wert, der nicht überlebt wurde, lag bei 4 Punkten. Hierbei handelte es sich um einen 81-jährigen Patienten, der an einer fulminanten Lungenembolie verstarb. Der höchste ISS-Wert, der überlebt wurde, betrug 59 Punkte: bei einem 26-jährigen Pkw-Fahrer mit einem schweren SHT (AIS = 5), einer Brustwirbelfraktur mit komplettem Querschnittssyndrom (AIS = 5), einem unilateralen Hämatothorax (AIS = 3) und einer Verletzung der A. brachialis (AIS = 3).

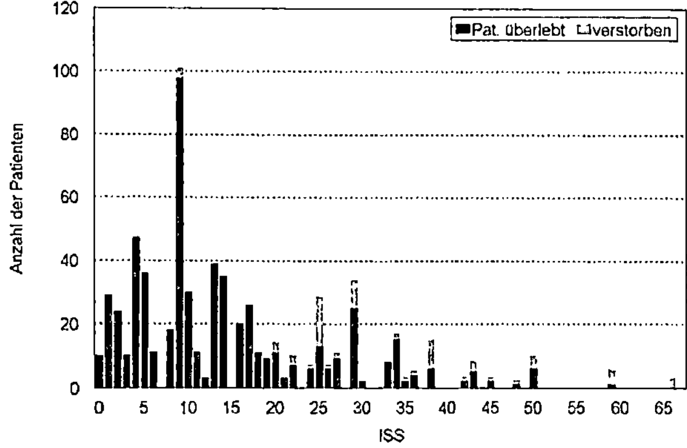

Abb. 4.3. Häufigkeitsverteilung der ISS-Werte und jeweilige Letalität

4.1.3.2
Letalitätsraten

Die Prognose Überleben oder Sterben ist das härteste Kriterium bezüglich der Leistungsfähigkeit von Traumascoresystemen. Die Zuordnung der einzelnen ISS-Werte zu den jeweiligen Letalitätsraten erlaubt Rückschlüsse auf die prognostische Zuverlässigkeit des ISS (Abb. 4.4).

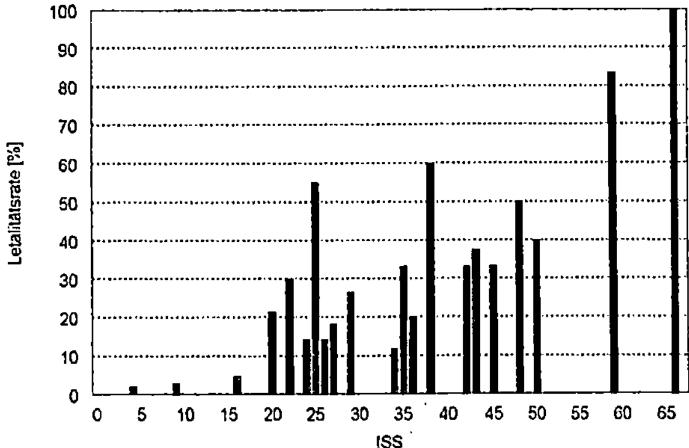

Abb. 4.4. Letalitätsraten und ISS-Werte

Analog zum PTS (Oestern et al. 1985) wurden ISS-Klassen willkürlich zusammengefaßt. Bei Patienten in der Klasse I (1 – 11 Punkte) beträgt die Letalität 1,3%, in der Klasse II (12 – 30 Punkte) 13,8%, in der Klasse III (31 – 49 Punkte) 29,7% und in der Klasse IV ($\geq$ 50 Punkte) 63,2% (Abb. 4.5).

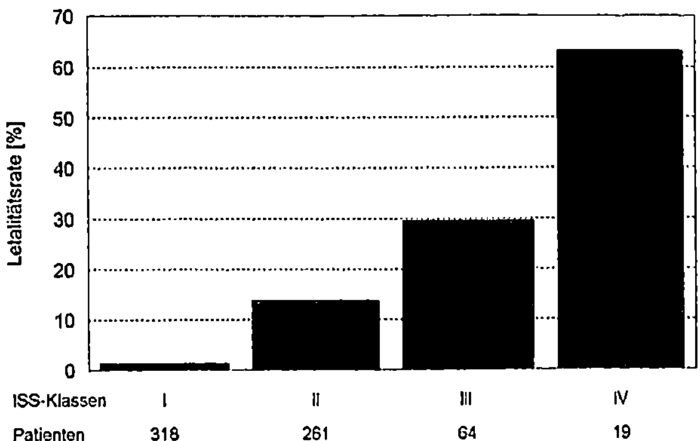

Abb. 4.5. Letalitätsraten für die verschiedenen ISS-Klassen

4.1.3.3
Patientenalter und LD 50

Bei der Bestimmung des ISS findet das Patientenalter primär keine Berücksichtigung (Baker et al. 1974). Dem prognostischen Wert des Patientenalters wird dennoch durch die Festlegung der sog. „LD 50" für 3 verschiedene Altersklassen Rechnung getragen.

Patientenalter [Jahre]	ISS aus Literatur (Baker et al. 1974)	ISS in Ulm
15–44	40	44
45–64	29	31
> 65	20	20

Tabelle 4.3. LD 50

Die jeweilige LD 50 gibt also für die einzelnen Altersklassen denjenigen ISS-Wert an, der mit einer Letalität von 50% verknüpft ist (Tabelle 4.3).

4.1.3.4
Validität (Tabelle 4.4 und Abb. 4.6)

Der Cut-off für ein 50%-iges Risiko liegt beim ISS bei 35 Punkten. Die Spezifität liegt dann bei 90,3%, die Sensitivität bei 40,8% und die korrekte Prognose bei 85,1%. Eine höchstmögliche Annäherung von Sensitivität und Spezifität ist bei einem Cut-off von 24 Punkten gegeben, führt aber zu einer deutlichen Verschlechterung der korrekten Prognose mit 73,7%. Andererseits verbessert sich damit der Youden-Index auf 0,56.

ISS (Cut-off 35)	Prognose		Gesamt
	Überleben	Sterben	
Wirklich überlebt	543	58	601
Wirklich gestorben	42	29	71
Gesamt	585	87	672
Cut-off	35	24	
Spezifität	90,3%	72,4%	
Sensitivität	40,8%	83,3%	
Korrekte Prognose	85,1%	73,7%	
Youden-Index	0,31	0,56	

Tabelle 4.4. Validität

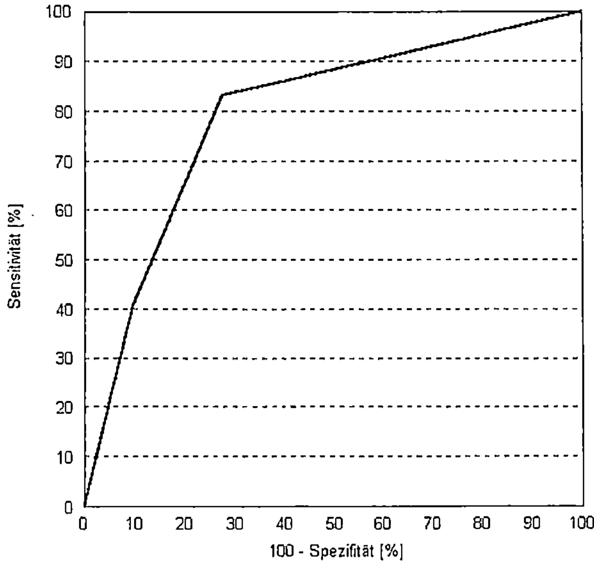

Abb. 4.6. ROC-Kurve und prediktiver Wert des ISS in bezug auf die Gesamtletalität der 672 Traumapatienten

4.1.4
Polytraumaschlüssel (PTS)

4.1.4.1
Häufigkeitsverteilung

Der mittlere PTS-Wert aller Patienten lag bei 17,3 $\pm$ 13,8 ($\bar{x}$ $\pm$ SD) Punkten, der Median bei 15 Punkten. Der höchste PTS-Wert wurde mit 89 Punkten erreicht. Der Ausgang war erwartungsgemäß letal. Der höchste PTS-Wert, der überlebt wurde, zählte immerhin 80 Punkte. Hierbei handelte es sich um eine 50jährige (2 Punkte) Patientin mit einer Leberruptur (13 Punkte), einem SHT II° (8 Punkte), einer kombinierten Beckenfraktur (9 Punkte), einer offenen Oberschenkeltrümmerfraktur rechts (12 + 4 Punkte) mit Gefäßverletzung proximal des Kniegelenks (8 Punkte), einer Oberschenkelfraktur links (8 Punkte) und offenen Unterschenkelfrakturen beidseits (16 Punkte). Sie konnte nach 129 Tagen aus der Klinik entlassen werden. Andererseits lag der niedrigste PTS-Wert, der nicht überlebt wurde, bei 8 Punkten. Die 61jährige (5 Punkte) Patientin mit einer operativ stabilisierten LWK-Kompressionsfraktur (3 Punkte) verstarb 14 Tage nach Trauma an einer fulminanten Lungenembolie nach vorangegangener 2-Etagen-Beinvenenthrombose und Lysetherapie. In Abb. 4.7 sind die jeweiligen Patientenzahlen mit der jeweiligen Letalität in Abhängigkeit vom PTS dargestellt. Häufungen bei 4, 8, 12 und 16 Punkten erklären sich durch das vermehrte Auftreten von einzelnen oder kombinierten Frakturen des Unterarms (4 Punkte), des Unterschenkels (4 Punkte) und des Oberschenkels (8 Punkte). Gehäuft waren ebenfalls isolierte SHT III° (12 Punkte). Zu den im PTS nicht gepunkteten Verletzungen zählen u.a. Verbrennungen, Stichverletzungen und Kontusionen (z.B. Contusio spinalis).

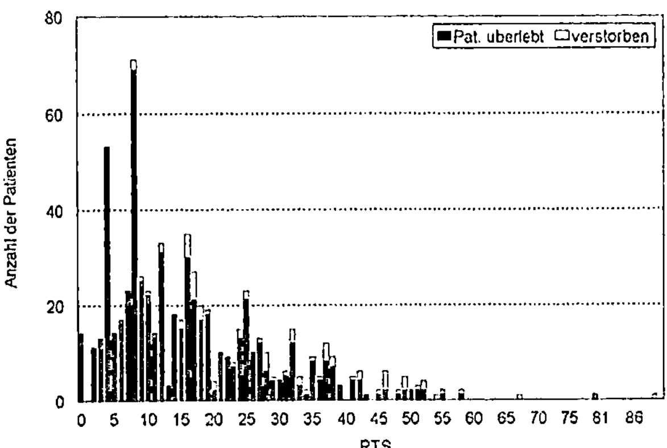

Abb. 4.7. Häufigkeitsverteilung der PTS-Werte und jeweilige Letalität

4.1.4.2
Letalitätsraten

Die jeweiligen Letalitätsraten der einzelnen PTS-Werte sind in Abb. 4.8 zusammengefaßt.

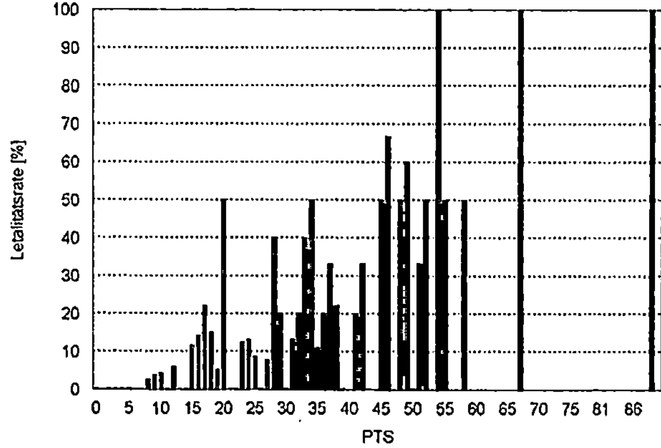

Abb. 4.8. Letalitätsraten und PTS-Werte

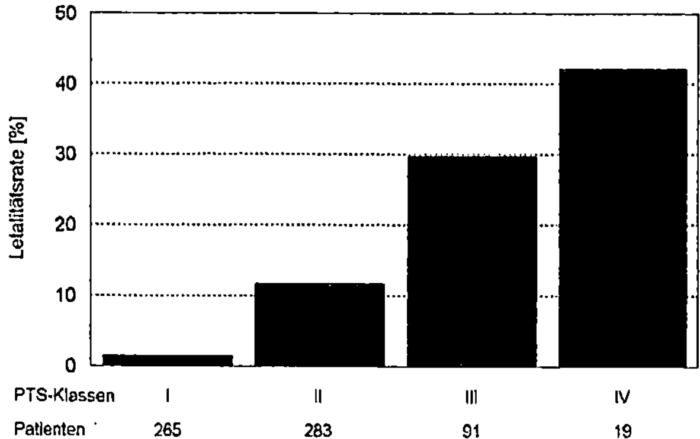

Abb. 4.9. Letalitätsraten für die verschiedenen PTS-Klassen

Trotz steigender Tendenz der Letalitätsraten mit zunehmenden Punktzahlen fällt auf, daß einige der PTS-Werte (39, 43, 50, 80) jeweils mit einer Letalitätsrate 0 einhergehen. Die großen Sprünge der Letalitätsraten sind auf die zu geringen Patientenzahlen pro Punktwert zurückzuführen. Diesem Manko wurde vom Erstbeschreiber des PTS durch die Definition von PTS-Klassen begegnet (Abb. 4.9). Der Anstieg der Letalitätsrate mit zunehmender Verletzungsschwere ist jetzt gut ersichtlich.

4.1.4.3
Validität (Tabelle 4.5 und Abb. 4.10)

Der Cut-off für ein 50%iges Risiko liegt bei 41 Punkten. Die Spezifität beträgt dann 95,2%, die Sensitivität 21,1% und die korrekte Prognose 87,4%. Eine Annäherung von Spezifität (63,9%) und Sensitivität (64,8%) durch Veränderung des Cut-off auf 21 Punkte verschlechtert die korrekte Prognose auf 64,0%, verbessert aber den Youden-Index auf 0,29.

PTS (Cut-off 41)	Prognose		Gesamt
	Überleben	Sterben	
Wirklich überlebt	572	29	601
Wirklich gestorben	56	15	71
Gesamt	628	44	672
Cut-off	41	21	
Spezifität	95,2%	63,9%	
Sensitivität	21,1%	64,8%	
Korrekte Prognose	87,4%	64,0%	
Youden-Index	0,16	0,29	

Tabelle 4.5. Validität

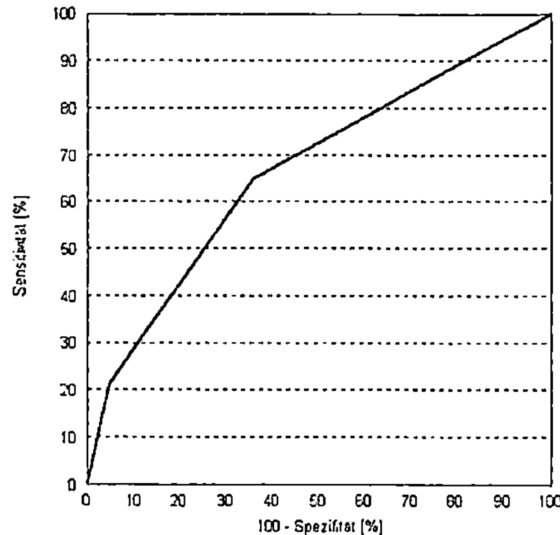

Abb. 4.10. ROC-Kurve und prediktiver Wert des PTS in bezug auf die Gesamtletalität der 672 Traumapatienten

4.1.5
Polytraumaschlüssel 89 (PTS 89)

Der mittlere PTS 89-Wert aller Patienten lag bei 15,2 $\pm$ 13,3 ($\bar{x} \pm$ SD) Punkten, der Median bei 14 Punkten. Bei einem Cut-off von 36 Punkten für ein 50%iges Risiko bezüglich Überleben und Sterben errechnet sich eine Spezifität von 92,0%, eine Sensitivität von 43,7%, eine korrekte Prognose von 86,9% und der Youden-Index mit 0,36.

4.1.6
Base Excess (BE)

Bei 664 der insgesamt 672 Patienten wurde bei Aufnahme im Schockraum eine arterielle Blutgasanalyse durchgeführt. Von diesen 664 Patienten verstarben 70 (10,5%). Der Zusammenhang zwischen BE und jeweiligen Letalitätsraten ist in Abb. 4.11 zusammengefaßt. Die LD 50 ist bei einem BE von etwa -14 mmol/l angesiedelt, die LD 25 bei -8 mmol/l. Bei einem 50%igen Risiko, also einem Cut-off von -14 mmol/l, ergeben sich die in Tabelle 4.6 dargestellten Konstellationen.

BE	Prognose		Gesamt
	Überleben	Sterben	
Wirklich überlebt	552	42	594
Wirklich gestorben	47	23	70
Gesamt	599	65	664
Spezifität	93,0%		
Sensitivität	32,9%		
Korrekte Prognose	86,6%		
Youden-Index	0,26		

Tabelle 4.6. Base excess: Prognose

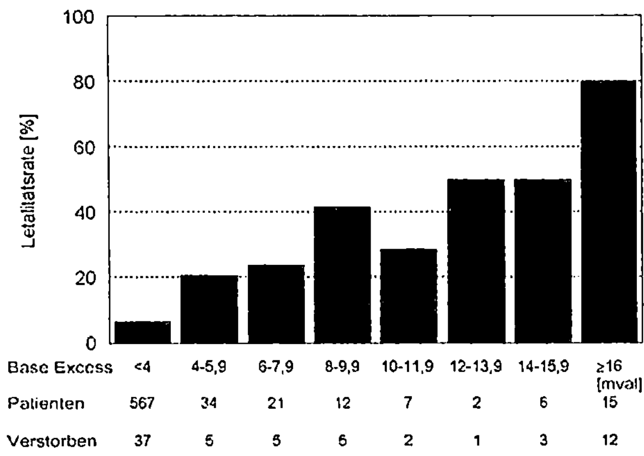

Abb. 4.11. Base excess und Letalitätsraten bei 664 Unfallverletzten

4.1.7
Horovitz-Quotient PaO₂/FiO₂

Ebenfalls bei 664 der insgesamt 672 aufgenommenen Patienten konnte der Horovitz-Quotient ermittelt werden. Der Zusammenhang zwischen PaO_2/FiO_2 und jeweiligen Letalitätsraten ist in Abb. 4.12 dargestellt. In keinem Bereich besteht ein 50%iges Letalitätsrisiko. Aussagen zu Spezifität, Sensitivität und korrekter Prognose sind daher

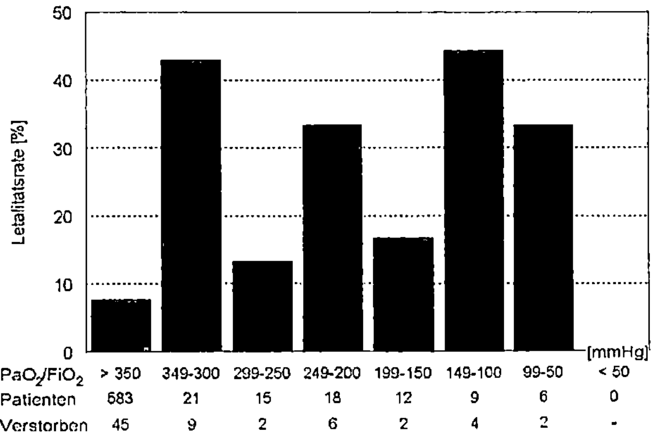

Abb. 4.12. Horovitz-Quotient und Letalitätsraten bei 664 Unfallverletzten

nicht erlaubt. Ebenfalls kann im pathologischen Bereich keine Annäherung von Spezifität und Sensitivität erreicht werden. Eine entsprechende Angleichung ließe sich erst im Normalbereich von > 350 mmHg erzwingen.

4.2
Patientengruppe B

4.2.1
Ermittlung des Weichteilschadens

4.2.1.1
Körperteilvolumina

Die 5 männlichen und 5 weiblichen Probanden mit einem Durchschnittsalter von 33,4 Jahren (22 – 56 Jahren) hatten eine mittlere Körpergröße von 172 cm (163 – 183 cm) und ein mittleres Gewicht von 68,36 kg (54,0 – 96,9 kg). Das mittlere lufthaltige Gesamtkörpervolumen betrug 69715,7 cm^3 (54042 – 103242 cm^3) und der Body Mass Index (BMI) lag bei 23,01 kg/cm^3 (19,1 – 32,7 kg/cm^3).

Die Volumina der einzelnen Körperabschnitte sind in Tabelle 4.7 zusammengefaßt. Aus Gründen der klinischen Praktikabilität bieten sich gerundete Zahlen zur Beschreibung von Körperteilvolumina an.

Tab. 4.7. Volumina von Körperabschnitten ohne Luftausschluß (Lunge, Interstitium) bei 10 gesunden Probanden. Die Teilvolumina der Extremitäten beziehen sich jeweils nur auf eine Körperhälfte

Körperregion	Volumen [cm³]	Volumenanteil [%]	Gerundet
Schädel	4551,6	6,46	5
Thorax	13631,3	19,35	20
Abdomen	11233,6	15,95	15
Becken	10140,4	14,40	15
Extremitäten (gesamt)	30873,6	43,84	45
Oberschenkel	7830,8	11,12	11,5
Unterschenkel	3609,6	5,12	5
Fuß	922,3	1,31	1
Oberarm	1728,5	2,45	2,5
Unterarm	1000,5	1,42	1,5
Hand	345,1	0,49	0,5
Gesamt	70430,5	100,00	100,0

4.2.1.2
Tiefenfaktor

Die zerstörte Gewebsmasse, das sog. „antigenic load", entspricht annäherungsweise dem Volumen der geschädigten Gewebeabschnitte. Die Tiefenausdehnung der Gewebezerstörung läßt sich klinisch durch die verschiedenen Schweregrade des Weichteilschadens approximativ beschreiben. Die Kenntnis der geschädigten Körperregionen und ihrer Teilvolumina sowie der jeweiligen Schweregrade des Weichteilschadens erlaubt somit eine klinische Schätzung des gesamten Weichteilschadens, also des direkten unfallbedingten „antigenic load".

Durch den Vergleich von klinisch geschätztem Weichteilschaden in der Klassifikation nach Tscherne u. Oestern (1982) und korrespondierender sonographischer Diagnostik bei unseren Patienten lassen sich für das Ausmaß der jeweiligen Tiefenausdehnung folgende Umrechnungsfaktoren ableiten:

Grad der Weichteilschädigung   Tiefenfaktor

I	1
II	2
III	4

Der Weichteilschaden einer Körperregion läßt sich demnach durch das Produkt aus geschädigtem Teilvolumen und Tiefenfaktor ausdrücken. Der Weichteilschaden des Gesamtorganismus, also das „antigenic load", errechnet sich aus der Summe der Teilschädigungen der einzelnen Körperregionen und wird als Weichteilindex bezeichnet (Tabelle 4.8).

	Geschlossen			Offen		
Weichteilschaden Grad	I	II	III	I	II	III
Teilvolumina [%] Tiefenfaktor	x1	x2	x4	x1	x2	x4
Punkte						
Weichteilindex			Punkte gesamt			

Tabelle 4.8. Zusammensetzung des gesamten Weichteilindex als Summe der Einzelindizes

4.2.2
Klinischer Primärbefund

4.2.2.1
Beschreibung der Patientengruppe B

Bei allen prospektiv erfaßten Patienten der Gruppe B (3.1.2) erfolgte die Ermittlung des Frakturindex (3.2.1.4) sowie die Abschätzung des Weichteilschadens (4.2.1).

Die wesentlichen Patientendaten, einschließlich der ermittelten Punktwerte für die verschiedenen Traumascoresysteme, sind in Tabelle 4.9 zusammengefaßt.

Tabelle 4.9. Klinischer Primärbefund des Patientenkollektivs B

Patienten	n	Alter	ISS	PTS	S	T	A	B	E	FR	WT	Goris
Gesamt	107	36,8	23,3	28,7	1,4	1,3	0,5	0,5	1,2	5,8	24,3	4,3
Überlebende	90	35,8	20,8	27,6	1,1	1,2	0,5	0,4	1,3	6,0	23,7	3,9
Verstorbene	17	42,5	36,2	34,6	2,6	1,6	0,4	0,6	1,0	5,0	27,0	6,2
Primärletalität	11	45,9	36,9	34,4	2,9	1,5	0,4	0,7	0,9	5,1	21,6	5,9
Sekundärletalität	6	36,2	35,0	35,2	2,2	2,0	0,5	0,5	1,2	4,8	36,8	7,2

Das Durchschnittsalter der 107 Patienten lag bei 37 Jahren (16 – 78) und war bei den 77 Männern mit 37,7 (16 – 78) Jahren etwas höher als bei den 30 Frauen mit 34,6 (17 – 67) Jahren. Der mittlere BE war bei Aufnahme der Patienten im Schockraum mit -3,06 (+8,6 / -13,9) mmol/l erniedrigt. Der mittlere ISS lag bei 23,3 (2 – 58) Punkten, der mittlere PTS bei 28,7 (0 – 74) Punkten. Der Mittelwert des Goris-Score als Ausdruck eines Organversagens betrug 4,3 (0 – 12) Punkte. 17 Patienten verstarben, davon

- 6 früh und 11 spät (nach > 24h), bzw.
- 11 primär (binnen 3 Tage) und 6 sekundär (nach > 3 Tagen).

Haupttodesursache war das SHT III° in 14 Fällen. Eine Patientin (28 Jahre, ISS 58, PTS 65, S2 T3 A3 B3 E0, FR 6, WT 48) verstarb am Aufnahmetag im hämorrhagischen Schock. Ein 48jähriger Mann mit mäßiggradigen Verletzungen (ISS 14, PTS 11, S1 T1 A1 B0 E0, FR 1, WT 28), aber vorbestehendem Leberschaden, verstarb am 11. Tag im Dreiorganversagen. Ein 36jähriger Mann mit schwersten Weichteilverletzungen an Becken und linkem Bein (ISS 36, PTS 45, S0 T0 A0 B3 E2, FR 6, WT 78) verstarb am 67. Tag nach dem Trauma an einer fulminanten Lungenembolie.

In Abhängigkeit von der Verletzungsschwere wurden zunächst alle Patienten einer der 4 ISS- und PTS-Klassen zugeordnet. Darüber hinaus wurden auf der Grundlage der eigenen Traumaklassifikation (3.2.1.3) alle Patienten mit einem der 4 Schweregrade für die 5 Verletzungsregionen STABE zusammengefaßt. Die Zuordnung erfolgte dabei für jede Verletzungsregion gesondert, unabhängig von sonstigen Zusatzverletzungen.

Als Verlaufsparameter wurden ICU, KA, Goris-Score und Letalität gewertet (Tabelle 4.10).

Lediglich beim SHT beeinflußt der Schweregrad der Verletzung den Verlauf deutlich: 50% aller S3 Patienten verstarben, 10 der 14 davon primär.

Ein tendenziell erhöhtes Letalitätsrisiko läßt sich noch beim Thoraxtrauma mit zunehmendem Schweregrad ableiten, während der Schweregrad von Abdomen-, Becken- und Extremitätenverletzungen offensichtlich auf die Letalität keinen Einfluß hat. Dies gilt ebenso für den Fraktur- und Weichteilschaden. Eine korrespondierende Tendenz besteht jedoch zwischen der jeweiligen Verletzungsschwere und dem Goris-Score, der ICU und dem KA.

4.2.2.2
Vergleich der Eingangsparameter

Die Eingangsmerkmale des klinischen Primärbefundes (3.2.1) beschreiben entweder die individuelle Gesamtverletzungsschwere (ISS, PTS) oder Art und Schweregrad von Einzelverletzungen (STABE, FR, WT). Durch Korrelationsanalyse (3.3.3) wurden zunächst die Beziehungen der Eingangsparameter untereinander untersucht. Von besonderem Interesse sind dabei Korrelationen der beiden verbreiteten Traumascoresysteme ISS und PTS mit der Verletzungsschwere der einzelnen Körperregionen (STABE), dem Fraktur- und Weichteilschaden (Tabelle 4.11).

Auffallend sind die höchst signifikanten Korrelationen von PTS und ISS untereinander, sowie deren jeweilige Korrelationen mit dem Schweregrad des Thoraxtraumas. Während der PTS ebenfalls hoch signifikant mit dem Ausmaß des Extremitätentraumas sowie dem FR- und WT-Index korreliert, sind hier die Zusammenhänge zum ISS deutlich schwächer bzw. zum Extremitätentrauma nicht mehr signifikant.

Tabelle 4.10. Gegenüberstellung von Kriterien des klinischen Primärbefundes (ISS, PTS, STABE, FR- und WT-Index; jeweils in einzelne Klassen untergliedert) mit jeweiligen Mittelwerten von Alter, ISS, PTS, FR, WT und Kriterien des klinischen Verlaufs (ICU, KA, Inf, SIRS, Sepsis, Goris-Score, Letalität). Für die Zielgrößen ICU und KA wurden nur die Daten der Überlebenden verwendet

		n	Alter	ISS	PTS	FR	WT	ICU	KA	Infektion	SIRS n/%	Sepsis	Goris	Letalität n/% Gesamt	Primär	Sekundär
ISS	I	20	34,2	8,3	12,8	3,3	15,7	5,2	30,0	1/5	0/0	0/0	1,6	0/0	0/0	0/0
	II	59	39,2	19,6	26,7	5,9	23,6	7,3	35,2	10/17	15/25	7/12	4,2	5/8	3/5	2/3
	III	21	37,1	37,5	43,6	7,4	30,9	12,6	42,0	6/29	11/52	6/29	6,3	8/38	6/29	2/10
	IV	7	24,1	54,7	47,4	7,7	34,1	19,3	39,3	2/29	2/29	2/29	6,7	4/57	2/29	2/29
PTS	I	14	36,0	9,1	7,2	1,6	13,6	1,4	11,6	1/7	0/0	0/0	1,6	1/7	0/0	1/7
	II	51	35,4	20,0	20,8	4,8	19,9	6,5	34,9	6/12	9/18	5/10	3,9	6/12	4/8	2/4
	III	29	37,4	28,5	39,2	7,8	30,4	9,9	38,4	6/21	12/41	5/17	5,2	7/24	5/17	2/7
	IV	13	42,6	40,0	59,7	10,0	39,1	19,0	59,4	6/46	7/54	4/31	6,8	3/23	2/15	1/8
S	0	33	34,8	16,4	25,5	6,0	28,2	5,6	37,4	6/18	7/21	3/9	3,2	1/3	0/0	1/3
	1	30	36,2	20,9	28,6	6,1	21,6	7,6	29,5	4/13	8/27	4/13	4,3	1/3	0/0	1/3
	2	16	32,9	32,4	35,4	6,8	28,0	10,1	31,3	3/19	7/44	5/31	4,9	1/6	1/6	0/0
	3	28	42,2	28,6	28,9	4,8	20,3	12,2	45,6	6/21	6/21	3/11	5,3	14/50	10/36	4/14
T	0	46	34,9	15,6	19,3	4,7	18,7	6,2	36,0	7/15	8/17	4/9	3,5	5/11	4/9	1/2
	1	6	40,5	16,7	15,3	3,3	12,5	1,5	25,3	0/0	0/0	0/0	3,5	2/33	1/17	1/17
	2	29	38,6	27,0	35,2	6,8	28,9	10,0	34,7	5/17	9/31	6/21	4,2	4/14	3/10	1/3
	3	26	37,4	34,1	41,3	7,3	31,7	10,6	36,0	7/27	11/42	5/19	5,9	6/23	3/12	3/12
A	0	77	37,5	20,4	24,5	5,2	21,2	7,5	34,5	10/13	14/18	8/10	3,9	13/17	9/12	4/5
	1	13	38,7	24,3	31,2	6,4	30,0	5,2	30,2	2/15	6/46	3/23	4,6	2/15	1/8	1/8
	2	11	32,3	33,7	42,5	7,9	32,2	10,6	42,6	4/36	6/55	2/18	6,1	1/9	0/0	1/9
	3	6	32,2	38,2	52,2	8,0	37,2	15,6	39,0	3/50	2/33	2/33	6,0	1/17	1/17	0/0
B	0	78	36,9	20,2	23,3	4,8	20,1	6,4	30,9	11/14	13/17	7/9	3,8	12/15	7/9	5/6
	1	13	37,7	27,8	35,0	7,6	34,0	11,1	36,7	2/15	4/31	4/31	4,2	2/15	2/15	0/0
	2	10	31,5	32,4	50,0	9,6	30,8	13,1	52,1	4/40	7/70	3/30	6,1	0/0	0/0	0/0
	3	6	43,3	38,7	50,7	8,5	46,8	15,3	65,0	2/33	4/67	1/17	7,8	3/50	2/33	1/17
E	0	41	43,3	21,6	21,2	2,8	18,7	5,7	21,4	3/7	4/10	0/0	3,7	9/22	6/15	3/7
	1	15	35,9	24,3	28,9	6,2	20,3	6,9	24,5	2/13	6/40	3/20	4,3	2/13	2/13	0/0
	2	33	31,2	23,0	30,6	6,6	25,7	10,0	36,3	9/27	9/27	6/18	4,3	3/9	1/3	2/6
	3	18	33,2	26,7	42,3	10,9	37,6	9,9	71,4	5/28	9/50	6/33	5,7	3/17	2/11	1/6
FR	< 5	49	38,1	18,4	17,9	2,4	16,5	4,8	21,1	3/6	5/10	2/4	3,4	9/18	5/10	4/8
	5–10	43	37,0	25,5	34,7	7,3	26,9	9,6	38,2	9/21	15/35	8/19	4,6	6/14	5/12	1/2
	> 10	15	32,5	32,8	47,0	12,6	42,3	13,3	69,7	7/47	8/53	5/33	6,3	2/13	1/7	1/7
WT	< 20	51	38,3	19,1	18,8	3,6	11,5	6,8	27,7	4/8	7/14	3/6	3,4	9/18	7/14	2/4
	20–40	41	35,6	25,7	34,9	7,2	28,9	8,2	34,1	7/17	15/37	8/20	4,7	5/12	3/7	2/5
	> 40	15	35,9	30,7	45,7	9,7	54,9	11,6	64,0	8/53	6/40	4/27	6,2	3/20	1/7	2/13

Tabelle 4.11. Korrelationen zwischen verschiedenen Parametern des klinischen Primärbefundes

Spearman R Korrelation mit p-Niveau

	ISS			PTS			S			T			A		
Eingangsparameter	n	R	p	n	R	p	n	R	p	n	R	p	n	R	p
ISS	–	–	–	107	0,71	0,000000	107	0,41	0,000001	107	0,61	0,000000	107	0,41	0,000008
PTS	107	0,71	0,000000	–	–	–	107	0,08	ns	107	0,59	0,000000	107	0,37	0,00005
S	107	0,41	0,00001	107	0,08	ns	–	–	–	107	0,07	ns	107	0,01	ns
T	107	0,61	0,000000	107	0,59	0,000000	107	0,07	ns	–	–	–	107	0,34	0,0003
A	107	0,41	0,000008	107	0,37	0,00005	107	0,01	ns	107	0,34	0,0003	–	–	–
B	107	0,44	0,000002	107	0,54	0,000000	107	-0,01	ns	107	0,28	0,003	107	0,32	0,0006
E	107	0,12	ns	107	0,44	0,000001	107	-0,24	0,012	107	0,02	ns	107	0,01	ns
FR	107	0,36	0,0001	107	0,71	0,000000	107	-0,12	ns	107	0,28	0,002	107	0,21	0,02
WT	107	0,46	0,000001	107	0,66	0,000000	107	-0,13	ns	107	0,45	0,000001	107	0,34	0,0003
BE	90	-0,16	ns	90	-0,25	0,014	90	0,06	ns	90	-0,11	ns	90	-0,11	ns

	B			E			FR			WT			BE		
Eingangsparameter	n	R	p	n	R	p	n	R	p	n	R	p	n	R	p
ISS	107	0,44	0,000002	107	0,12	ns	107	0,36	0,00011	107	0,46	0,000001	90	-0,16	ns
PTS	107	0,54	0,000000	107	0,44	0,000001	107	0,71	0,000000	107	0,66	0,000000	90	-0,25	0,014
S	107	-0,01	ns	107	-0,24	0,012	107	-0,12	ns	107	-0,13	ns	90	0,06	ns
T	107	0,28	0,003	107	0,02	ns	107	0,28	0,002	107	0,45	0,000001	90	-0,11	ns
A	107	0,32	0,0006	107	0,01	ns	107	0,21	0,02	107	0,34	0,0003	90	-0,11	ns
B	–	–	–	107	0,11	ns	107	0,44	0,000001	107	0,44	0,000002	90	-0,21	0,04
E	107	0,11	ns	–	–	–	107	0,72	0,000000	107	0,41	0,000007	90	-0,01	ns
FR	107	0,44	0,000001	107	0,72	0,000000	–	–	–	107	0,64	0,000000	90	-0,14	ns
WT	107	0,44	0,000002	107	0,41	0,000007	107	0,64	0,000000	–	–	–	90	-0,22	0,03
BE	90	-0,21	0,04	90	-0,01	ns	90	-0,14	ns	90	-0,22	0,03	–	–	–

Dagegen wird das SHT durch den ISS deutlich höher bewertet als durch den PTS (keine signifikante Korrelation zwischen SHT und PTS!).

Bemerkenswert ist die Sonderstellung des SHT, das zu Verletzungen in anderen Körperregionen keinen statistisch relevanten Zusammenhang bietet.

Die 3 Körperregionen des Rumpfes, also Thorax, Abdomen und Becken, sind in ihrer jeweiligen Verletzungsschwere untereinander signifikant korreliert sowie auch mit dem Ausmaß des WT-Schadens. Das Extremitätentrauma korreliert hoch signifikant mit dem PTS und erwartungsgemäß auch mit dem FR- und WT-Index.

Während der FR-Index hoch signifikant mit dem Becken- und Extremitätentrauma korreliert, zeigt der WT-Index entsprechende Korrelationen zu allen Eingangsparametern mit Ausnahme des SHT.

Der initiale BE zeigt lediglich schwache Korrelationen zu PTS, zum Beckentrauma und zum WT-Index.

4.2.3
Klinischer Primärbefund und Verlauf

Die Auswirkungen des klinischen Primärbefundes (3.2.1) wurden ebenfalls durch Korrelationsanalyse mit den klinischen Verlaufsparametern (3.2.2) untersucht (Tabelle 4.12).

Die Intensivliegezeit (ICU) korreliert hoch signifikant mit dem ISS, dem PTS, der Schwere von Schädel-, Thorax-, und Beckenverletzungen sowie dem FR- und WT-Index, nicht jedoch mit dem Abdominal- und Extremitätentrauma und dem BE.

Der gesamte Klinikaufenthalt (KA) wird andererseits eindeutig durch das Extremitätentrauma bestimmt. Dementsprechend sind auch die Korrelationen zwischen KA und dem FR- und WT-Index sowie dem PTS hoch.

Begünstigend für posttraumatische Infektionen sind ein hoher FR- und WT-Index. Die Entwicklung eines SIRS zeigt sich hoch signifikant korreliert mit dem ISS, dem PTS, dem Abdomen-, Becken- und Extremitätentrauma, dem FR- und WT-Index und dem BE, nicht jedoch mit dem Schädel- und Thoraxtrauma.

Das Extremitätentrauma scheint ausschlaggebend für die Entwicklung einer Sepsis zu sein, zeigt aber andererseits keinen hoch signifikanten Einfluß auf die Entstehung eines OV. Der diesbezügliche Parameter, der Goris-Score, zeigt ansonsten hoch signifikante Korrelationen mit allen anderen Verletzungsarten, dem FR- und WT-Index, sowie dem ISS und PTS.

Die Gesamtletalität, und insbesondere auch die Primärletalität, korreliert lediglich, hier aber hoch signifikant, mit dem SHT und dem ISS.

Lediglich bei der Sekundärletalität deutet sich ein zusätzlicher Zusammenhang zum Thorax- und Weichteiltrauma an, ohne jedoch eine Signifikanz zu erreichen.

4.2.4
Klinischer Primärbefund und Laborparameter

Den einzelnen in 3.2.1 beschriebenen Parametern des klinischen Primärbefundes wurden die jeweiligen Plasma- bzw. Serumkonzentrationen bzw. -aktivitäten der in 3.2.5 vorgestellten Laborparameter im zeitlichen Verlauf nach Trauma gegenüber gestellt. Die Korrelationsanalyse zwischen den einzelnen Parametern für Verlet-

Tabelle 4.12. Korrelationen zwischen klinischem Primärbefund und Verlauf

Spearman R Korrelation mit p-Niveau

	ICU			KA			Infektionen			SIRS			Sepsis		
Eingangsparameter	n	R	p	n	R	p	n	R	p	n	R	p	n	R	p
ISS	90	0,58	0,000000	90	0,24	0,02	97	0,21	0,04	97	0,37	0,0002	107	0,28	0,003
PTS	90	0,61	0,000000	90	0,45	0,000006	97	0,29	0,003	97	0,48	0,000000	107	0,31	0,0008
S	90	0,40	0,00008	90	0,06	ns	97	0,06	ns	97	0,07	ns	107	0,06	ns
T	90	0,40	0,00007	90	0,06	ns	97	0,11	ns	97	0,22	0,02	107	0,14	ns
A	90	0,22	0,03	90	0,03	ns	97	0,23	0,02	97	0,29	0,004	107	0,17	ns
B	90	0,36	0,0004	90	0,23	0,03	97	0,18	ns	97	0,41	0,00002	107	0,22	0,02
E	90	0,18	ns	90	0,46	0,000004	97	0,22	0,03	97	0,27	0,006	107	0,33	0,0004
FR	90	0,41	0,00005	90	0,58	0,000000	97	0,32	0,0012	97	0,41	0,00002	107	0,37	0,00008
WT	90	0,41	0,00006	90	0,36	0,0004	97	0,37	0,00013	97	0,35	0,0003	107	0,27	0,004
BE	75	−0,13	ns	75	−0,13	ns	80	0,01	ns	80	−0,31	0,004	90	−0,16	ns

	GORIS			Gesamte Letalität			Primär Letalität			Sekundär Letalität		
Eingangsparameter	n	R	p	n	R	p	n	R	p	n	R	p
ISS	107	0,64	0,000000	107	0,42	0,000007	101	0,37	0,00011	96	0,25	0,013
PTS	107	0,58	0,000000	107	0,15	ns	101	0,14	ns	96	0,09	ns
S	107	0,33	0,0005	107	0,45	0,000001	101	0,45	0,000002	96	0,20	0,048
T	107	0,36	0,00013	107	0,11	ns	101	0,04	ns	96	0,15	ns
A	107	0,30	0,0015	107	−0,04	ns	101	−0,06	ns	96	0,01	ns
B	107	0,34	0,0003	107	0,04	ns	101	0,07	ns	96	−0,03	ns
E	107	0,23	0,014	107	−0,10	ns	101	−0,11	ns	96	−0,03	ns
FR	107	0,39	0,00002	107	−0,09	ns	101	−0,09	ns	96	−0,06	ns
WT	107	0,43	0,000003	107	0,03	ns	101	−0,04	ns	96	0,12	ns
BE	90	−0,11	ns	90	0,01	ns	85	0,03	ns	80	−0,04	ns

zungsschwere und -muster (ISS, PTS, STABE, FR, WT) und allen untersuchten Laborparametern im zeitlichen Verlauf nach Trauma sind aufgrund ihres Umfangs im Anhang (Tabelle 1 - 9) zusammengefaßt. Gemäß der initialen Fragestellung – Ermittlung von laborchemischen Frühindikatoren für Traumaschwere und -muster – erfolgte abschließend eine Fokussierung auf den interessierenden frühen Zeitraum nach Trauma. Hierfür wurden zum einen die individuellen Laborwerte in der 1. Stunde nach Klinikaufnahme gemittelt ($\overline{A+30'}$). Zum zweiten wurden für den 1. Tag nach dem Trauma alle einzelnen Laborwerte während der ersten 24 h durch Mittelwertbildung ($\overline{24\,h}$) zusammengefaßt.

Bei hoch signifikanten Korrelationen zwischen Traumaschwere bzw. -muster und Laborparametern wurden in Einzelfällen weitere deskriptiv statistische Darstellungsformen gewählt, sowie zusätzlich eine Aufschlüsselung des klinischen Primärbefundes durch Bildung von Untergruppen (z.B. bei PTS, ISS) durchgeführt.

4.2.4.1
ISS und SIL-6

Folgende der untersuchten Laborparameter korrelierten während der ersten 24 h nach Trauma signifikant mit dem ISS (Tabelle 4.13, Anhang, Tabelle 8.1).

ISS	$\overline{A+30'}$			$\overline{24\,h}$		
Laborparameter	n	R	p	n	R	p
ET	97	0,36	$2,4\,10^{-04}$	105	0,24	$1,5\,10^{-02}$
SIL-6	93	0,49	$6,5\,10^{-07}$	101	0,44	$4,3\,10^{-06}$
SIL-8	29	0,66	$8,9\,10^{-05}$	35	0,58	$2,6\,10^{-04}$
PG6KF1α	73	0,38	$8,6\,10^{-04}$	78	0,42	$1,5\,10^{-04}$
CK	92	0,30	$3,3\,10^{-03}$	102	0,29	$3,1\,10^{-03}$
PMN-Elastase	38	0,23	$1,7\,10^{-01}$	42	0,46	$2,2\,10^{-03}$
Protein	95	−0,38	$1,5\,10^{-04}$	102	−0,30	$2,1\,10^{-03}$

Tabelle 4.13. ISS und signifikant korrelierte Laborparameter in der Frühphase nach Trauma ($\overline{A+30'}$ / $\overline{24\,h}$)

Die besten Übereinstimmungen fanden sich hierbei für SIL-6 und SIL-8. Aufgrund der geringeren Patientenzahlen bei den SIL-8-Untersuchungen beschränken sich die weiteren Betrachtungen auf den Stellenwert von SIL-6.

Für die einzelnen ISS-Klassen sind die Verläufe der SIL-6 Konzentrationen nach Trauma in der Abb. 4.13 zusammengefaßt.

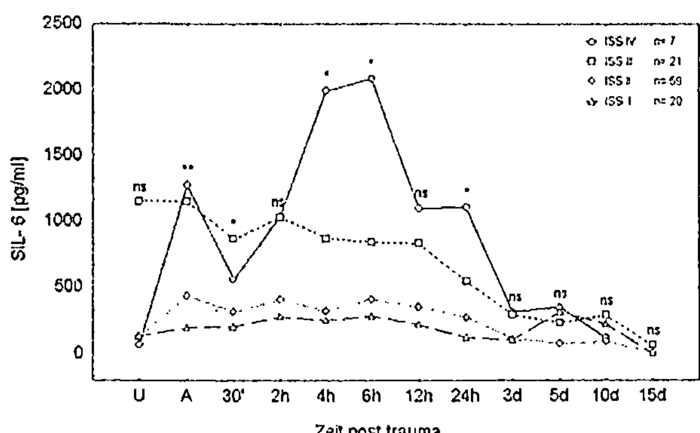

Abb. 4.13. ISS-Klassen und SIL-6 Konzentrationen ($\bar{x}$) im zeitlichen Verlauf nach dem Trauma

Die Mittelwerte der SIL-6-Konzentrationen in der 1. Stunde nach Klinikaufnahme ($\overline{A+30'}$) und den ersten 24 h ($\overline{24\,h}$) sind deskriptiv statistisch in Form von Boxplots (Abb. 4.14) zusammengefaßt.

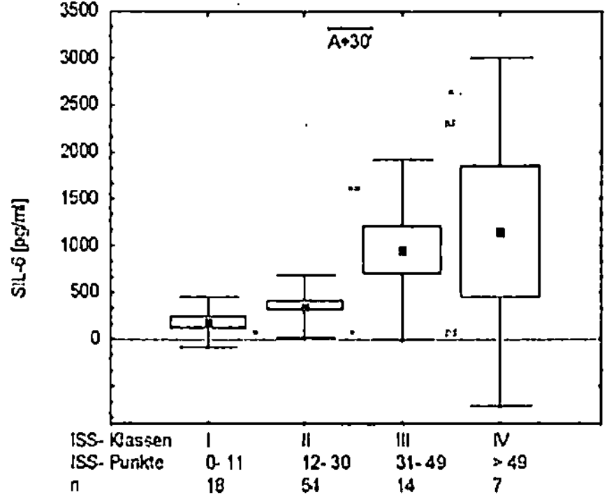
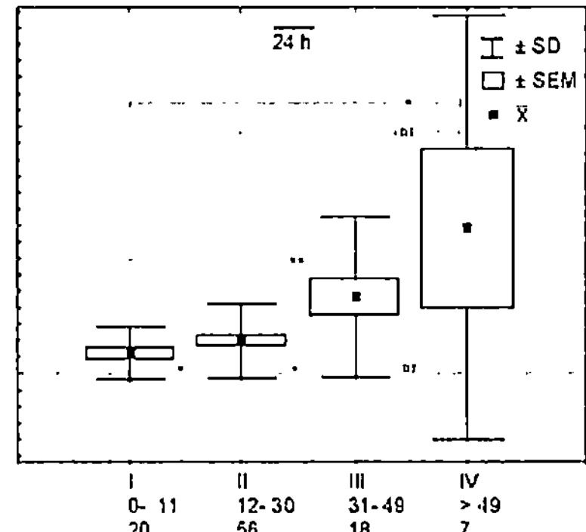

Abb. 4.14. SIL-6-Konzentrationen in den verschiedenen ISS-Klassen während der 1. Stunde ($\overline{A+30'}$) sowie während des 1. Tages ($\overline{24\,h}$) nach dem Trauma

4.2.4.2
PTS und SIL-6, CK

Von den untersuchten Laborparametern korrelierten die folgenden während der ersten 24 h nach Trauma signifikant mit dem PTS (Tabelle 4.14, Anhang, Tabelle 2).

Die besten Übereinstimmungen fanden sich hierbei für SIL-6 und CK. Auffallend waren darüber hinaus signifikante Korrelationen zwischen PTS und SIL-8, 6-keto-PGF1α, PMN-Elastase und invers gegenüber Gesamtprotein im Serum. Eine hoch signifikante Korrelation fand sich gegenüber ET in den ersten beiden Stunden nach Trauma.

Tabelle 4.14. PTS und signifikant korrelierte Laborparameter in der Frühphase nach Trauma ($\overline{A+30'}$ / $\overline{24\,h}$)

PTS	$\overline{A+30'}$			$\overline{24\,h}$		
Laborparameter	n	R	p	n	R	p
ET	97	0,37	$1,7\ 10^{-04}$	105	0,23	$1,5\ 10^{-02}$
SIL–6	93	0,56	$2,9\ 10^{-09}$	101	0,54	$3,2\ 10^{-09}$
SIL–8	29	0,72	$7,2\ 10^{-06}$	35	0,56	$3,9\ 10^{-04}$
PG6KF1α	73	0,39	$5,3\ 10^{-04}$	78	0,44	$5,4\ 10^{-05}$
CK	95	0,47	$9,6\ 10^{-07}$	102	0,53	$7,2\ 10^{-09}$
PMN–Elastase	38	0,45	$4,2\ 10^{-03}$	42	0,58	$5,1\ 10^{-05}$
Protein	95	−0,54	$1,4\ 10^{-08}$	102	−0,47	$3,4\ 10^{-07}$

Die weiteren Betrachtungen beschränken sich auf den Zusammenhang zwischen PTS und SIL-6 sowie CK in der Frühphase nach Trauma.

PTS und SIL-6
Für die einzelnen PTS-Klassen sind die Mittelwerte der SIL-6 Konzentrationen im zeitlichen Verlauf nach Trauma in Abb. 4.15 dargestellt.

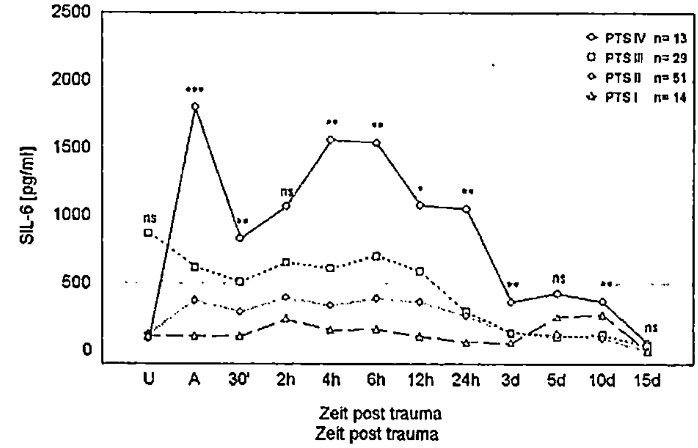

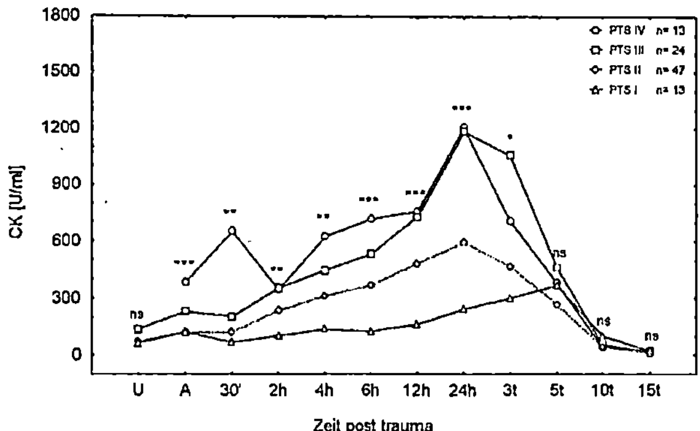

Abb. 4.15. PTS-Klassen und SIL-6 Konzentrationen ($\bar{x}$) im zeitlichen Verlauf nach Trauma

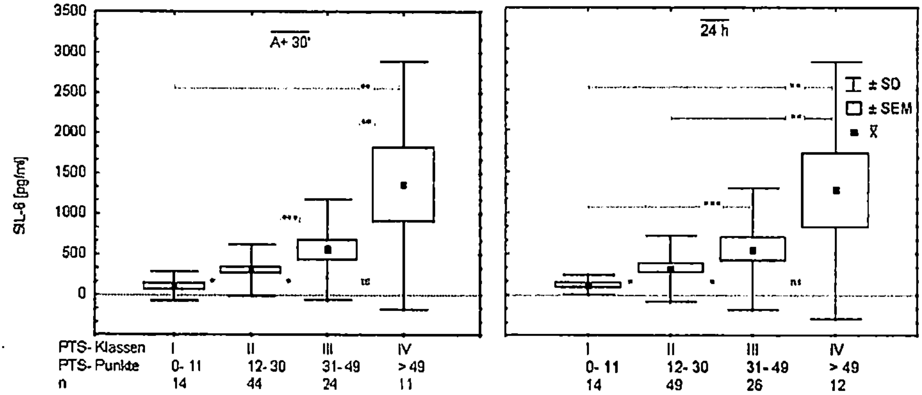

Abb. 4.16. SIL-6 Konzentrationen in den verschiedenen PTS-Klassen während der 1. Stunde ($\overline{A+30'}$) sowie während des 1. Tages ($\overline{24\,h}$) nach Trauma

Die Mittelwerte der SIL-6 Konzentrationen in der 1. Stunde nach Klinikaufnahme ($\overline{A+30'}$) und in den ersten 24 h nach Trauma ($\overline{24\,h}$) sind deskriptiv statistisch zusammengefaßt (Abb. 4.16).

PTS und CK

Für die einzelnen PTS-Klassen sind die Mittelwerte der CK-Serumaktivitäten im zeitlichen Verlauf nach Trauma in Abb. 4.17 dargestellt.

Abb. 4.17. PTS-Klassen und CK-Serumaktivitäten ($\bar{x}$) im zeitlichen Verlauf nach Trauma

Die Mittelwerte der CK-Aktivitäten in der 1. Stunden nach Klinikaufnahme ($\overline{\text{A+30'}}$) und in den ersten 24 h nach Trauma ($\overline{24\,\text{h}}$) sind als Box-Plots (Abb. 4.18) zusammengefaßt.

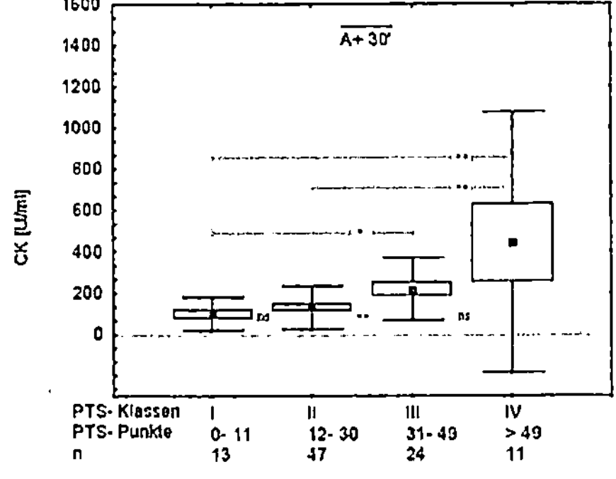
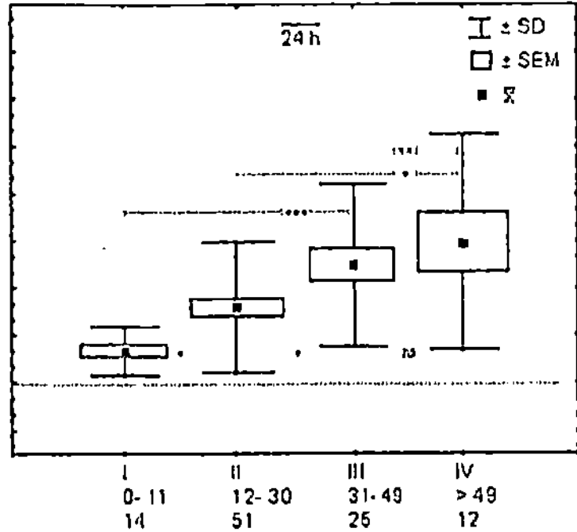

Abb. 4.18. CK-Aktivitäten in den verschiedenen PTS-Klassen während der 1. ($\overline{\text{A+30'}}$) sowie während des 1. Tages ($\overline{24\,\text{h}}$) nach Trauma

4.2.4.3
Schädel-Hirn-Trauma (S) und PGF2α

Von allen untersuchten Laborparametern korrelierten lediglich die Plasmakonzentrationen von PGF2α signifikant mit dem Ausmaß des S in der Frühphase nach Trauma (Tabelle 4.15; Anhang, Tabelle 3).

Tabelle 4.15. S und PGF2α in der Frühphase nach Trauma ($\overline{\text{A+30'}}$ / $\overline{24\,\text{h}}$)

S	$\overline{\text{A+30'}}$			$\overline{24\,\text{h}}$		
Laborparameter	n	R	p	n	R	p
PGF2α	90	0,35	$5{,}9\,10^{-04}$	95	0,48	$6{,}1\,10^{-07}$

Für die einzelnen Schweregrade des S sind die Verläufe der PGF2α-Konzentrationen nach dem Trauma in Abb. 4.19 zusammengefaßt.

Abb. 4.19. S-Schweregrade und PGF2α Konzentrationen ($\bar{x}$) im zeitlichen Verlauf nach Trauma

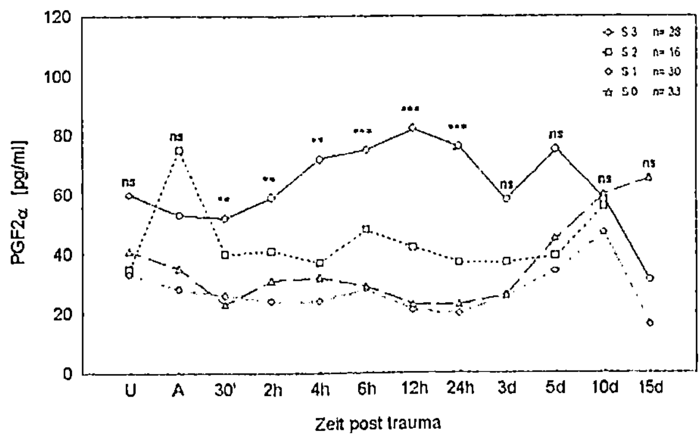

Das Verhalten der PGF2α Konzentrationen bei S0, S1, S2 und S3 für die 1. Stunde nach Klinikaufnahme ($\overline{A+30'}$) und für die ersten 24 h ($\overline{24\,h}$) nach Trauma ist in Abb. 4.20 zusammengefaßt.

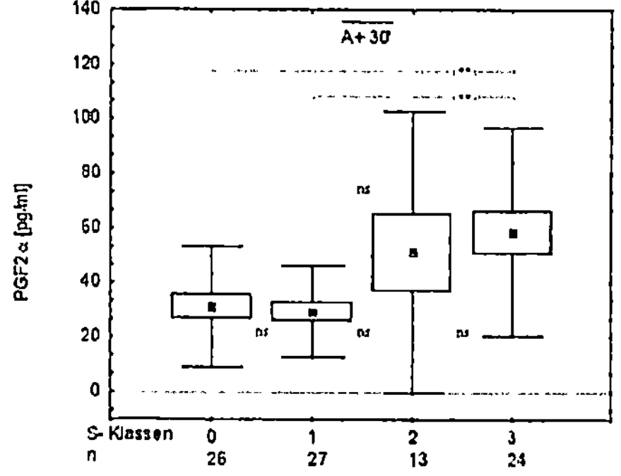
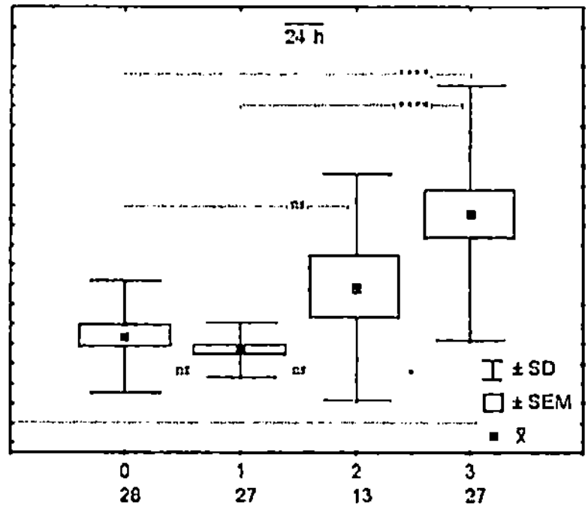

Abb. 4.20. PGF2α-Konzentrationen in den verschiedenen S-Schweregraden während der 1. Stunde ($\overline{A+30'}$) und während des 1. Tages ($\overline{24\,h}$) nach Trauma

4.2.4.4
Thoraxtrauma (T) und SIL-6

Folgende der untersuchten Laborparameter korrelierten während der ersten 24 h nach Trauma signifikant mit dem Ausmaß des T (Tabelle 4.16; Anhang, Tabelle 4).

T	$\overline{A+30'}$			$\overline{24\,h}$		
Laborparameter	n	R	p	n	R	p
ET	97	0,36	$2,1\,10^{-04}$	105	0,32	$7,2\,10^{-04}$
SIL-6	93	0,66	$4,4\,10^{-13}$	101	0,48	$3,0\,10^{-07}$
CK	95	0,31	$1,6\,10^{-03}$	102	0,22	$2,2\,10^{-02}$
PMN-Elastase	38	0,38	$1,8\,10^{-02}$	42	0,36	$1,8\,10^{-02}$

Tabelle 4.16. T und signifikant korrelierte Laborparameter in der Frühphase nach Trauma ($\overline{A+30'}$ / $\overline{24\,h}$)

Hierbei sticht das Verhalten der SIL-6 besonders heraus. Für die einzelnen Schweregrade des T sind daher die Verläufe der SIL-6-Konzentrationen im Serum nach Trauma in Abb. 4.21 gesondert aufgeführt.

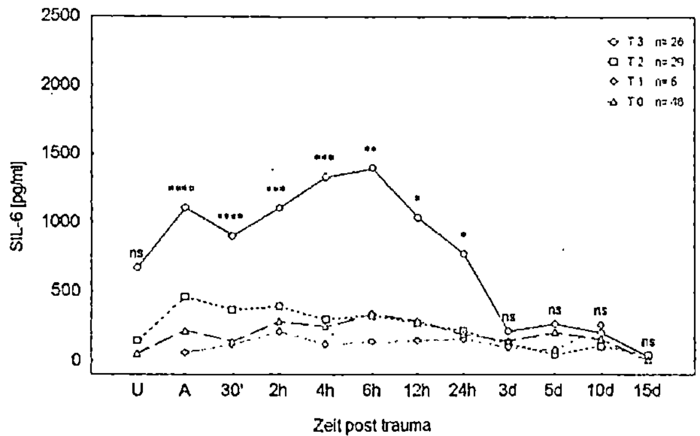

Abb. 4.21. T-Schweregrade und SIL-6 Konzentrationen (x̄) im zeitlichen Verlauf nach Trauma

Das Verhalten der SIL-6 Konzentrationen bei T_0, T_1, T_2 und T_3 für die 1. nach Klinikaufnahme ($\overline{A+30'}$) und für die ersten 24 h ($\overline{24\,h}$) nach Trauma ist in Abb. 4.22 deskriptiv statistisch zusammengefaßt.

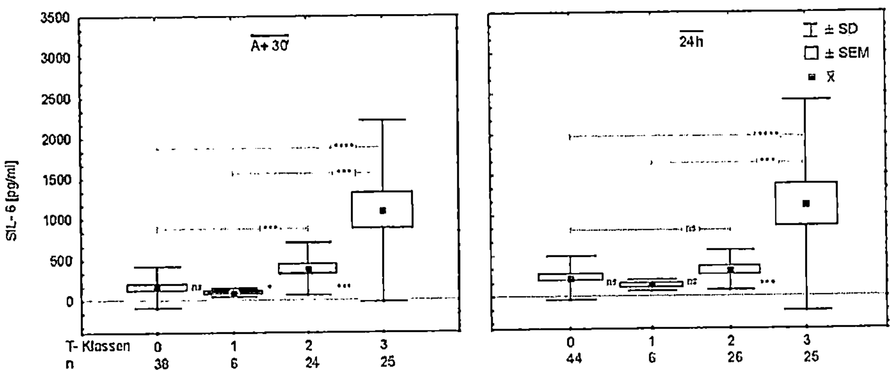

Abb. 4.22. SIL-6 Konzentrationen in den verschiedenen T-Schweregraden während der 1. Stunde ($\overline{A+30'}$) und während des 1. Tages ($\overline{24\,h}$) nach Trauma

4.2.4.5
Abdominaltrauma (A)

Lediglich ET und SIL-6 zeigten in der 1. Stunde nach Klinikaufnahme schwache Korrelationen mit dem Ausmaß des Abdominaltraumas (Tabelle 4.17; Anhang, Tabelle 5). Weitere Betrachtungen erübrigen sich daher.

Tabelle 4.17. A und signifikant korrelierte Laborparameter in der Frühphase nach Trauma ($\overline{A+30'}$ / $\overline{24\,h}$)

A	$\overline{A+30'}$			$\overline{24\,h}$		
Laborparameter	n	R	p	n	R	p
ET	97	0,20	$4,5\,10^{-02}$	105	0,17	ns
SIL-6	93	0,29	$4,7\,10^{-03}$	101	0,23	$1,9\,10^{-02}$

4.2.4.6
Beckentrauma (B) und SIL-6, CK

Folgende Laborparameter korrelierten während der ersten 24 h nach Trauma signifikant mit dem Ausmaß des B (Tabelle 4.18; Anhang, Tabelle 6).

B	$\overline{A+30'}$			$\overline{24\,h}$		
Laborparameter	n	R	p	n	R	p
SIL-6	93	0,38	$1,5\,10^{-04}$	101	0,32	$8,3\,10^{-04}$
SIL-8	29	0,50	$5,3\,10^{-03}$	35	0,48	$2,8\,10^{-03}$
CK	95	0,31	$2,3\,10^{-03}$	102	0,32	$9,5\,10^{-04}$

Tabelle 4.18. B und signifikant korrelierte Laborparameter in der Frühphase nach Trauma ($\overline{A+30'}$ / $\overline{24\,h}$)

Aufgrund der geringen Fallzahlen wurde das Verhalten von SIL-8 nicht weiter verfolgt. Die Korrelationen zwischen dem B in seinen Schweregeraden B_0, B_1, B_2, und B_3 waren insgesamt nicht ausreichend, um daraus eine klinische Relevanz ableiten zu können. Daher beschränkt sich die graphische Darstellung auf den zeitlichen Verlauf der SIL-6 Konzentrationen nach B, in Abhängigkeit von den jeweiligen Schweregraden (Abb. 4.23).

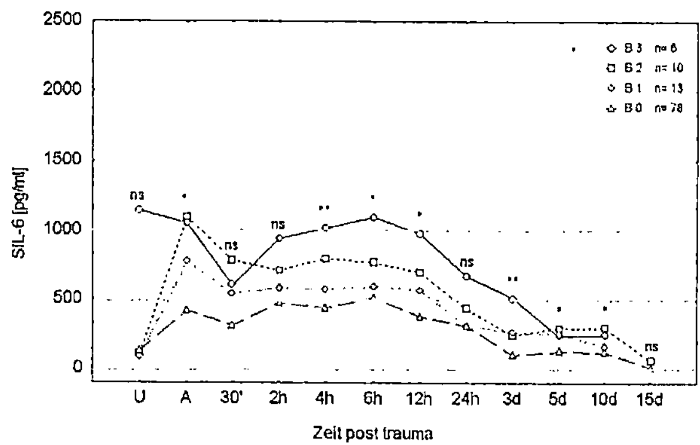

Abb. 4.23. B-Schweregrade und SIL-6 Konzentrationen ($\bar{x}$) im zeitlichen Verlauf nach Trauma

4.2.4.7
Extremitätentrauma (E) und SIL-6, CK

Folgende Laborparameter korrelierten während der ersten 24 h nach Trauma signifikant mit dem Ausmaß des E (Tabelle 4.19; Anhang, Tabelle 7).

E	$\overline{A+30'}$			$\overline{24\,h}$		
Laborparameter	n	R	p	n	R	p
ET	97	0,33	$8,5\,10^{-04}$	105	0,17	ns
SIL-6	93	0,29	$4,7\,10^{-03}$	101	0,42	$7,6\,10^{-06}$
SIL-8	29	0,60	$5,7\,10^{-04}$	35	0,56	$4,5\,10^{-04}$
CK	95	0,37	$1,6\,10^{-04}$	102	0,53	$8,5\,10^{-09}$
Protein	95	−0,42	$1,9\,10^{-05}$	102	−0,43	$3,8\,10^{-06}$

Tabelle 4.19. E und signifikant korrelierte Laborparameter in der Frühphase nach Trauma ($\overline{A+30'}$ / $\overline{24\,h}$)

Besonders bemerkenswert ist das Verhalten von SIL-6, SIL-8 und der CK sowie die negative Korrelation zwischen E und der Gesamtproteinkonzentration im Serum.

Unter Berücksichtigung von Patientenzahlen, Korrelationen und Signifikanzen verbleiben SIL-6 und CK als besonders interessante Parameter.

E und SIL-6
Das Verhalten der SIL-6 Konzentrationen bei Eo, E1, E2 und E3 im zeitlichen Verlauf nach Trauma ist in Abb. 4.24 dargestellt.

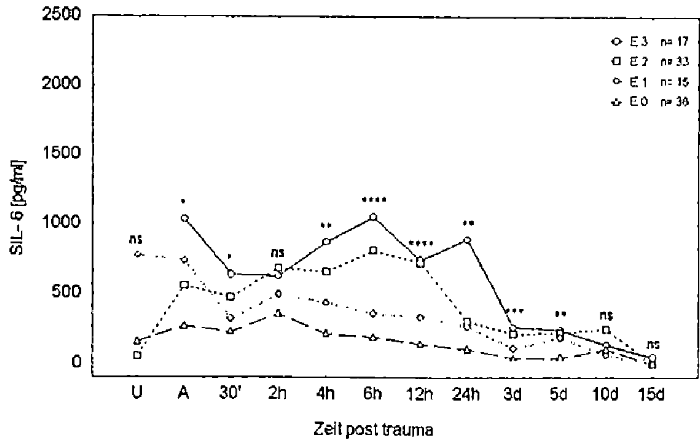

Abb. 4.24. E-Schweregrade und SIL-6 Konzentrationen ($\bar{x}$) im zeitlichen Verlauf nach Trauma

Die Mittelwerte der SIL-6 Konzentrationen in der 1. Stunde nach Klinikaufnahme ($\overline{A+30'}$) und in den ersten 24 h nach Trauma ($\overline{24\,h}$) sind in Abb. 4.25 deskriptiv statistisch zusammengefaßt.

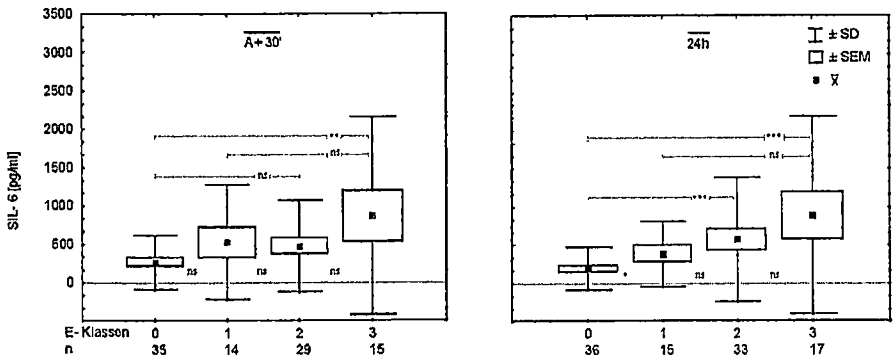

Abb. 4.25. SIL-6 Konzentrationen in den verschiedenen E-Schweregraden während der 1. Stunde ($\overline{A+30'}$) und während des ersten Tages ($\overline{24\,h}$) nach Trauma

E und CK

Die Serumaktivitäten der CK im zeitlichen Verlauf nach Trauma, aufgeschlüsselt nach den Schweregraden E0, E1, E2 und E3, sind in Abb. 4.26 dargestellt.

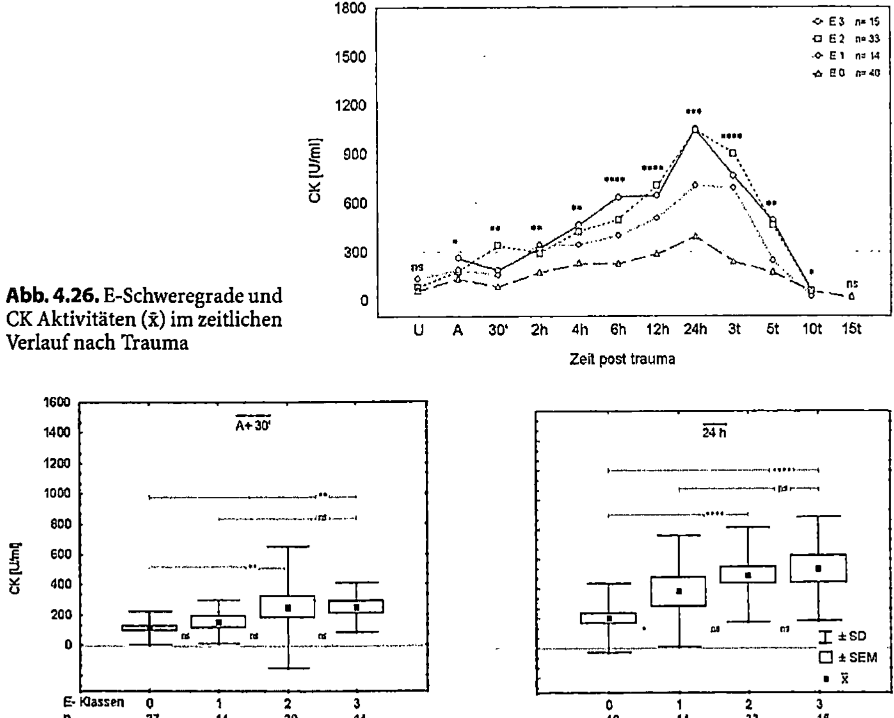

Abb. 4.26. E-Schweregrade und CK Aktivitäten ($\bar{x}$) im zeitlichen Verlauf nach Trauma

Abb. 4.27. CK-Serumaktivitäten in den verschiedenen E-Schweregraden während der 1. Stunde ($\overline{A+30'}$) und während des 1. Tages ($\overline{24\,h}$) nach Trauma

Das Verhalten der CK Aktivitäten bei E0, E1, E2 und E3 in der Frühphase nach Trauma ist deskriptiv statistisch (Abb. 4.27) zusammengefaßt.

4.2.4.8
Frakturtrauma und CK

Folgende Laborparameter korrelierten während der ersten 24 h signifikant mit dem Frakturindex (FR; Tabelle 4.20; Anhang, Tabelle 8).

FR	$\overline{\text{A+30'}}$			$\overline{\text{24 h}}$		
Laborparameter	n	R	p	n	R	p
ET	97	0,32	$1,3\,10^{-03}$	105	0,21	$3,3\,10^{-02}$
SIL-6	93	0,49	$6,0\,10^{-07}$	101	0,50	$7,7\,10^{-08}$
SIL-8	29	0,69	$2,4\,10^{-05}$	35	0,63	$4,3\,10^{-05}$
PG6KF1α	73	0,34	$2,7\,10^{-03}$	78	0,29	$8,9\,10^{-03}$
CK	95	0,56	$2,9\,10^{-09}$	102	0,61	$6,7\,10^{-12}$
PMN-Elastase	38	0,39	$1,3\,10^{-02}$	42	0,53	$2,5\,10^{-04}$
Protein	95	−0,51	$7,1\,10^{-08}$	102	−0,46	$9,7\,10^{-07}$

Tabelle 4.20. FR und signifikant korrelierte Laborparameter in der Frühphase nach Trauma ($\overline{\text{A+30}}$ / $\overline{\text{24 h}}$)

Hierbei finden sich besonders hoch signifikante Korrelationen für SIL-6, SIL-8 und CK. Zur besseren Veranschaulichung wurden die Frakturindices mit zunehmendem Schweregrad in die Gruppen 0 – 4, 5 – 10 und > 10 Punkte zusammengefaßt.

Für die einzelnen Schweregrade des FR sind die CK-Aktivitäten im zeitlichen Verlauf nach Trauma in Abb. 4.28 dargestellt.

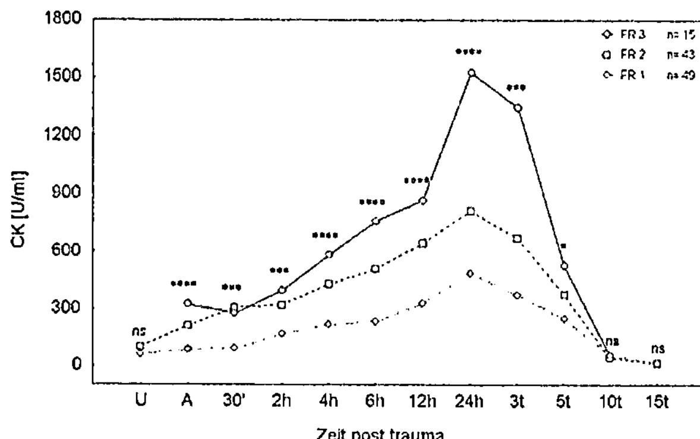

Abb. 4.28. FR-Schweregrade und CK-Serumaktivitäten ($\bar{x}$) im zeitlichen Verlauf nach Trauma

Das Verhalten der CK-Aktivitäten in der Frühphase nach Trauma ist deskriptiv statistisch (Abb. 4.29) zusammengefaßt.

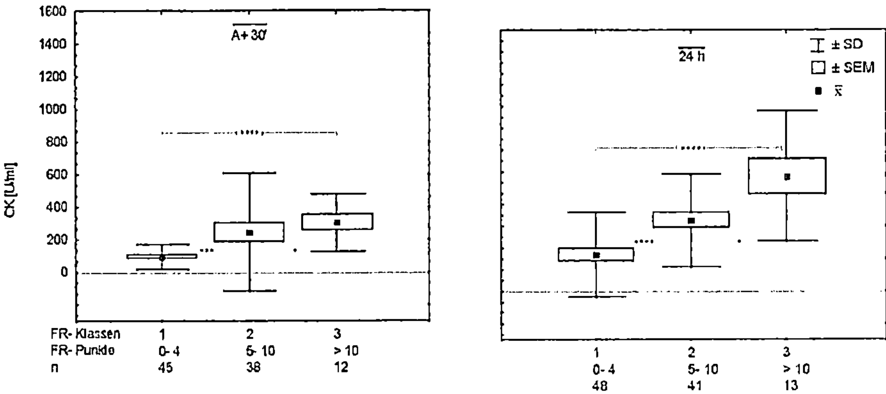

Abb. 4.29. FR-Klassen und CK-Serumaktivität während der ersten Stunde ($\overline{A+30'}$) während des ersten Tages ($\overline{24\,h}$) nach Trauma

4.2.4.9
Weichteiltrauma und SIL-6, CK

Folgende Laborparameter korrelierten während der ersten 24 h nach Trauma signifikant mit dem Weichteilindex (WT; Tabelle 4.21; Anhang, Tabelle 9).

Tabelle 4.21. WT und signifikant korrelierte Laborparameter in der Frühphase nach Trauma ($\overline{A+30'}$ / $\overline{24\,h}$)

FR	$\overline{A+30'}$			$\overline{24\,h}$		
Laborparameter	n	R	p	n	R	p
ET	97	0,33	$8,3\,10^{-04}$	105	0,21	$3,5\,10^{-02}$
SIL-6	93	0,54	$1,7\,10^{-08}$	101	0,56	$9,4\,10^{-10}$
SIL-8	29	0,75	$2,4\,10^{-06}$	35	0,69	$4,0\,10^{-06}$
CK	95	0,49	$2,9\,10^{-07}$	102	0,53	$8,7\,10^{-09}$
Protein	95	−0,57	$1,2\,10^{-09}$	102	−0,48	$3,3\,10^{-07}$

Ähnlich wie beim Frakturtrauma finden sich auch hier besonders hoch signifikante Korrelationen für SIL-6, SIL-8 und CK. Es erfolgte eine Unterteilung in 3 Schweregrade mit einem WT-Index von < 20, 20 - 40 und > 40 Punkte. Aufgrund der geringen Fallzahlen beim SIL-8 wurden im folgenden nur die Korrelationen zwischen WT und SIL-6 sowie CK weiter analysiert.

Darüber hinaus fanden sich keine Vorteile bei der Verwendung der skelett-muskelspezifischen Enzyme CK-MM, LDH und Aldolase gegenüber CK. Dies bestätigte sich anhand einer Pilotstudie bei 8 Patienten durch vergleichende Gegenüberstellung der 4 genannten Enzyme (Anhang, Tabelle 9).

WT und SIL-6
Für die einzelnen Schweregrade des WT sind die SIL-6 Konzentrationen im zeitlichen Verlauf nach Trauma in Abb. 4.30 zusammengefaßt.

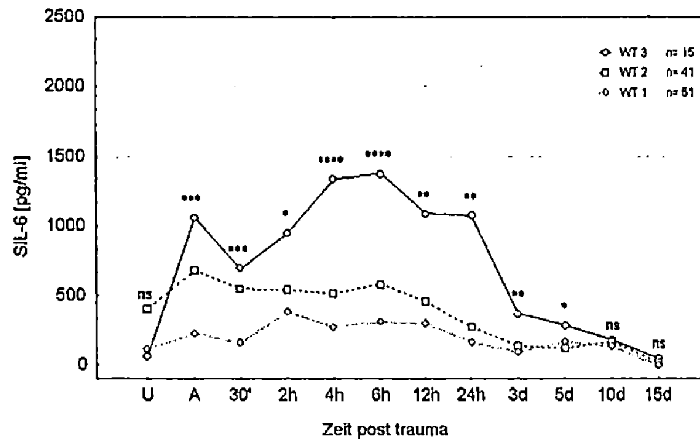

Abb. 4.30. WT-Schweregrade und SIL-6 ($\bar{x}$) im zeitlichen Verlauf nach Trauma

Das Verhalten der SIL-6 Konzentrationen in der Frühphase nach Trauma ist graphisch (Abb. 4.31) zusammengefaßt.

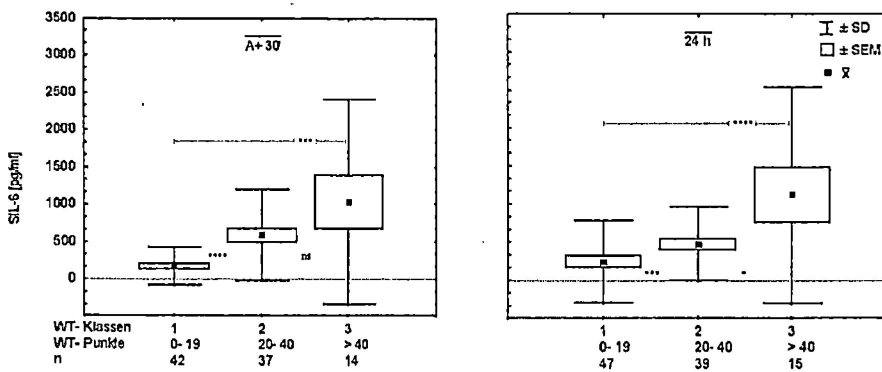

Abb. 4.31. WT-Klassen und SIL-6 Konzentrationen während der ersten Stunde ($\overline{A+30'}$) und während des ersten Tages ($\overline{24\,h}$) nach Trauma

WT und CK

Analog zu Abb. 4.30 werden in Abb. 4.32 die CK-Aktivitäten im zeitlichen Verlauf nach Trauma in den jeweiligen WT-Klassen dargestellt.

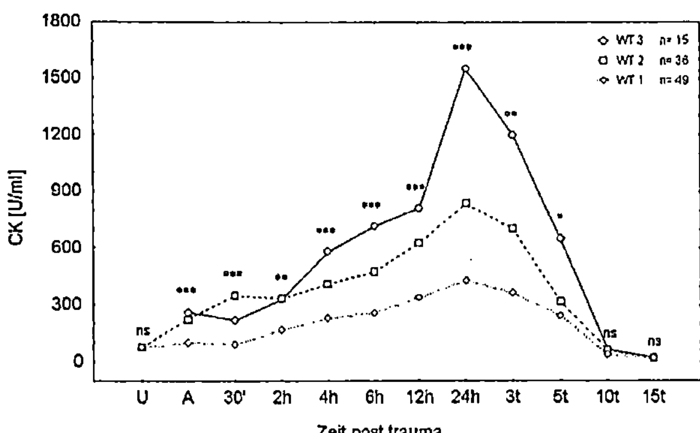

Abb. 4.32. WT-Schweregrade und CK-Serumaktivitäten ($\bar{x}$) im zeitlichen Verlauf nach Trauma

Das Verhalten der CK-Aktivitäten in der Frühphase nach Trauma ist deskriptiv statistisch in Abb. 4.33 zusammengefaßt.

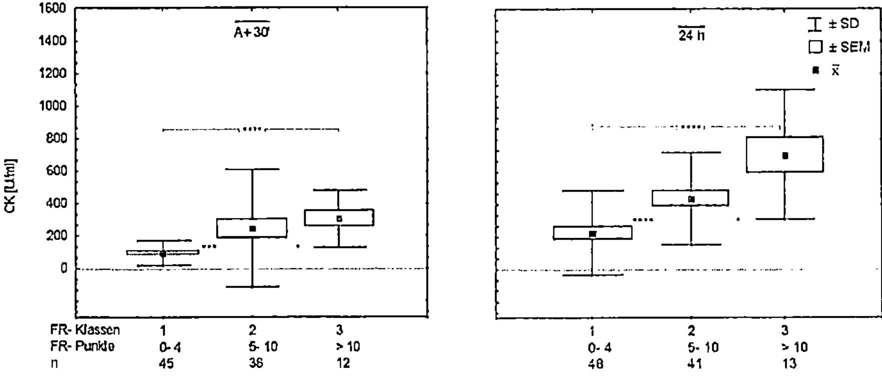

Abb. 4.33. WT-Klassen und CK-Serumaktivitäten während der 1. Stunde ($\overline{A+30'}$) und während des 1. Tages ($\overline{24\,h}$) nach Trauma

4.2.4.10
Zusammenfassung

Wie oben dargestellt (4.2.4.1 bis 4.2.4.9) ließen sich Zusammenhänge zwischen Traumamuster und -schwere und einigen der untersuchten Laborparametern ableiten. Um in der Fülle der Daten und Teilergebnisse einen Überblick zu ermöglichen, sind die bisher beschriebenen Korrelationen zwischen den genannten Laborparametern und dem klinischen Primärbefund in Tabelle 4.22 zusammengefaßt.

4.2.5
Laborparameter und klinischer Verlauf

Die Korrelationen der Parameter des klinischen Primärbefundes mit den untersuchten Laborparametern unterstreicht deutlich die Sonderstellung von SIL-6, SIL-8 und CK. Im weiteren soll deren Bedeutung als frühe Traumamarker in Hinblick auf den klinischen Verlauf („Outcome") bewertet werden. Von Interesse ist darüber hinaus die Bedeutung des PGF2α als Indikator für das SHT und der Stellenwert des Gesamtproteins im Serum.

Zu guter Letzt drängt sich die Frage auf, ob durch eine Kombination der beiden Traumamarker SIL-6 und CK deren prognostischer Wert zusätzlich gewinnt (Tabelle 4.23).

Laborparameter		ISS n	ISS R	ISS p <	PTS n	PTS R	PTS p <	S n	S R	S p <	T n	T R	T p <	A n	A R	A p <
ET	A+30'	97	0,36	0,001	97	0,37	0,001	97	0,06	n.s.	97	0,36	0,001	97	0,20	0,05
	24 h	105	0,23	0,05	105	0,23	0,05	105	−0,09	n.s.	105	0,32	0,001	105	0,17	n.s.
SIL-6	A+30'	93	0,48	0,0001	93	0,56	0,0001	93	−0,05	n.s.	93	0,66	0,0001	93	0,29	0,01
	24 h	101	0,43	0,0001	101	0,54	0,0001	101	−0,09	n.s.	101	0,48	0,0001	101	0,23	0,05
SIL-8	A+30'	29	0,66	0,0001	29	0,72	0,0001	29	0,01	n.s.	29	0,49	0,01	29	0,44	0,05
	24 h	35	0,58	0,001	35	0,56	0,001	35	0,18	n.s.	35	0,22	n.s.	35	0,26	n.s.
PGF2α	A+30'	90	0,13	n.s.	90	0,01	n.s.	90	0,35	0,001	90	−0,02	n.s.	90	−0,01	n.s.
	24 h	95	0,21	0,05	95	0,06	n.s.	95	0,48	0,0001	95	−0,05	n.s.	95	−0,03	n.s.
PG6KF1a	A+30'	73	0,38	0,001	73	0,39	0,001	73	0,14	n.s.	73	0,35	0,01	73	−0,01	n.s.
	24 h	78	0,41	0,001	78	0,44	0,0001	78	0,28	0,05	78	0,22	0,05	78	0,04	n.s.
PMN-Elastase	A+30'	38	0,22	n.s.	38	0,45	0,01	38	−0,13	n.s.	38	0,38	0,05	38	0,17	n.s.
	24 h	42	0,45	0,01	42	0,58	0,0001	42	0,14	n.s.	42	0,36	0,05	42	0,26	n.s.
CK	A+30'	95	0,30	0,01	95	0,47	0,0001	95	−0,17	n.s.	95	0,31	0,01	95	0,25	0,05
	24 h	102	0,32	0,001	102	0,53	0,0001	102	−0,23	0,05	102	0,22	0,05	102	0,19	0,05
Protein	A+30'	95	−0,37	0,001	95	−0,54	0,0001	95	0,21	0,05	95	−0,28	0,01	95	−0,26	0,01
	24 h	102	−0,30	0,01	102	−0,47	0,0001	102	0,29	0,01	102	−0,18	n.s.	102	−0,22	0,05
SIL-6 + CK	A+30'	103	0,41	0,0001	103	0,5	0,0001	103	−0,10	n.s.	103	0,58	0,0001	103	0,25	0,05
	24 h	105	0,43	0,0001	105	0,58	0,0001	105	−0,20	n.s.	105	0,39	0,0001	105	0,21	0,05

Laborparameter		B n	B R	B p <	E n	E R	E p <	FR n	FR R	FR p <	WT n	WT R	WT p <
ET	A+30'	97	0,17	n.s.	97	0,33	0,001	97	0,32	0,01	97	0,33	0,001
	24 h	105	0,12	n.s.	105	0,17	n.s.	105	0,21	0,05	105	0,21	0,05
SIL-6	A+30'	93	0,38	0,001	93	0,29	0,01	93	0,49	0,0001	93	0,54	0,0001
	24 h	101	0,32	0,001	101	0,42	0,0001	101	0,50	0,0001	101	0,56	0,0001
SIL-8	A+30'	29	0,50	0,01	29	0,60	0,001	29	0,69	0,0001	29	0,75	0,0001
	24 h	35	0,48	0,01	35	0,56	0,001	35	0,63	0,0001	35	0,69	0,0001
PGF2a	A+30'	90	0,01	n.s.	90	−0,27	0,01	90	0,16	0,12	90	−0,12	n.s.
	24 h	95	0,04	n.s.	95	−0,21	0,05	95	0,27	0,01	95	−0,06	n.s.
PG6KF1α	A+30'	73	0,29	0,05	73	0,16	n.s.	73	0,34	0,01	73	0,27	0,05
	24 h	78	0,28	0,05	78	0,14	n.s.	78	0,29	0,01	78	0,26	0,05
PMN-Elastase	A+30'	38	0,23	n.s.	38	0,26	n.s.	38	0,39	0,05	38	0,28	n.s.
	24 h	42	0,28	n.s.	42	0,42	0,01	42	0,53	0,001	42	0,37	0,05
CK	A+30'	95	0,31	0,01	95	0,37	0,001	95	0,56	0,0001	95	0,49	0,0001
	24 h	102	0,32	0,001	102	0,53	0,0001	102	0,61	0,0001	102	0,53	0,0001
Protein	A+30'	95	−0,24	0,05	95	−0,42	0,0001	95	−0,51	0,0001	95	−0,57	0,0001
	24 h	102	−0,22	0,05	102	−0,43	0,0001	102	−0,46	0,0001	102	−0,48	0,0001
SIL-6 + CK	A+30'	103	0,34	0,001	103	0,27	0,01	103	0,48	0,0001	103	0,53	0,0001
	24 h	105	0,36	0,001	105	0,53	0,0001	105	0,61	0,0001	105	0,61	0,0001

Tabelle 4.23. Zusammenfassende Gegenüberstellung von einzelnen Laborparametern und Kriterien des klinischen Verlaufs (ICU, KA, Inf, SIRS, Sepsis, Goris-Score, Letalität)

Laborparameter		ICU			KA			Infektion			SIRS			Sepsis		
		n	R	p	n	R	p	n	R	p	n	R	p	n	R	p
SIL-6	A+30'	80	0,25	0,02	80	0,21	ns	85	0,18	ns	81	0,21	ns	85	0,21	ns
	24 h	87	0,24	0,02	87	0,25	0,012	92	0,28	0,006	87	0,27	0,011	92	0,24	0,02
SIL-8	A+30'	24	0,49	0,01	24	0,37	ns	24	-0,32	ns	24	0,57	0,004	24	0,45	0,02
	24 h	30	0,50	0,004	30	0,38	0,03	30	0,05	ns	30	0,55	0,0013	30	0,35	ns
PGF2α	A+30'	77	0,12	ns	77	-0,01	ns	79	-0,18	ns	74	0,16	ns	79	-0,01	ns
	24 h	79	0,21	ns	79	0,08	ns	82	-0,17	ns	76	0,15	ns	82	0,03	ns
CK	A+30'	80	0,25	0,02	80	0,21	ns	85	0,18	ns	81	0,21	ns	85	0,21	ns
	24 h	87	0,24	0,02	87	0,25	0,02	92	0,28	0,006	87	0,27	0,011	92	0,24	0,02
Protein	A+30'	80	-0,27	0,013	80	-0,27	0,013	85	-0,13	ns	81	-0,23	0,03	85	-0,13	ns
	24 h	87	-0,22	0,03	87	-0,23	0,03	92	-0,13	ns	87	-0,19	ns	92	-0,11	ns
SIL-6 + CK	A+30'	82	0,36	0,0008	82	0,21	ns	85	0,16	ns	81	0,29	0,007	85	0,11	ns
	24 h	89	0,35	0,0006	89	0,26	0,012	93	0,26	0,009	88	0,37	0,0003	93	0,17	ns

Laborparameter		Goris			Gesamtletalität			Primäre Letalität			Sekundäre Letalität		
		n	R	p	n	R	p	n	R	p	n	R	p
SIL-6	A+30'	95	0,30	0,003	95	-0,07	ns	89	-0,02	ns	87	-0,12	ns
	24 h	102	0,36	0,0002	102	-0,05	ns	96	-0,10	ns	94	-0,03	ns
SIL-8	A+30'	29	0,62	0,0003	29	0,37	0,04	28	0,27	ns	25	0,36	ns
	24 h	35	0,63	0,00004	35	0,50	0,002	34	0,43	0,009	31	0,31	ns
PGF2α	A+30'	90	-0,16	ns	90	0,24	0,02	86	0,24	0,02	82	0,16	ns
	24 h	95	-0,04	ns	95	0,35	0,0005	91	0,32	0,002	84	0,21	ns
CK	A+30'	95	0,30	0,003	95	-0,07	ns	89	-0,02	ns	87	-0,12	ns
	24 h	102	0,35	0,0002	102	-0,05	ns	96	-0,10	ns	94	-0,03	ns
Protein	A+30'	95	-0,41	0,00003	95	-0,13	ns	89	-0,10	ns	87	-0,06	ns
	24 h	102	-0,31	0,0014	102	-0,05	ns	96	-0,13	ns	94	0,08	ns
SIL-6 + CK	A+30'	93	0,38	0,0002	93	0,05	ns	88	0,01	ns	87	0,06	ns
	24 h	101	0,38	0,00008	101	0,14	ns	96	0,01	ns	94	0,22	0,03

5 Diskussion

5.1
Ursachen der unfallbedingten Letalität

Sowohl in der retrospektiven Studie A mit 672 Unfallverletzten als auch in der prospektiven Studie B mit 107 Patienten erwies sich das SHT III° als dominierende Todesursache nach Trauma. Es verursachte nahezu 50% der Gesamtletalität. In Studie B waren gar 14 von insgesamt 17 Todesfällen Folge eines SHT III°.

Dahingegen erscheint der Anteil des letalen MOV an der Gesamtletalität nach Trauma weniger bedeutungsvoll. Während in der Studie A von insgesamt 71 Todesfällen 17 (24%) dem Komplex MOV/Sepsis zugeordnet wurden, verstarb in Studie B lediglich einer von 17 Patienten am 11. Tag nach dem Trauma im letalen MOV. Dieser 48jährige Patient hatte zudem einen vorbestehenden Leberschaden, der wohl eher schicksalbestimmend war, als die Folgen der insgesamt mäßiggradigen Verletzungen (ISS 14, PTS 11, S1 T1 A1 B0 E0, FR1, WT 28).

Alle anderen 17 Unfallverletzten mit letalem MOV der Studie A zeigten hingegen eine Kombination von höhergradigem Thorax- und Extremitätentrauma (T3: 14 Pat., T2: 3 Pat., E3: 13 Pat., E2: 3 Pat.). Ein höhergradiges SHT wurde in diesem Kollektiv nicht beobachtet, ein höhergradiges Abdominaltrauma bei lediglich 5 Patienten und ein höhergradiges Beckentrauma bei 3 Patienten.

Das Thoraxtrauma als bahnender Faktor für die Entwicklung eines MOV wird auch von Regel et al. (1996) betont. Grundlage für diese Einschätzung ist eine teils retrospektive, teils prospektive Analyse von 342 polytraumatisierten Patienten (ISS: $\bar{x}$ = 36,7) der Jahre 1986 – 1995. Während das Abdominal- und Beckentrauma bei MOV-Patienten ebenfalls häufiger angetroffen wurde, galt dies nicht für das Extremitätentrauma. Der Weichteilschaden wurde von dieser Arbeitsgruppe nicht erfaßt.

Betrachtet man nicht nur das letale MOV, sondern den Goris-Score als Ausdruck des OV allgemein, so entsprechen die Ergebnisse der vorliegenden Studie tendenziell denjenigen der Hannoveraner Studie (Regel et al. 1996).

Unsere Analyse erlaubt aber nicht nur Hinweise auf die diesbezügliche Bedeutung des Thoraxtraumas, sondern auch insbesondere auf diejenige des Weichteilschadens (Tabelle 4.12).

Der Anteil des letalen OV an der gesamten unfallbedingten Letalität beträgt in unseren Untersuchungen etwa 20% und betrifft insgesamt etwa 2% aller erfaßten Traumapatienten. Im Untersuchungszeitraum von 1990 – 1995 zeigte der Anteil des letalen MOV zudem eine rückläufige Tendenz. Die mittlere Überlebenszeit bei letalem MOV lag bei etwa 12 Tagen und war somit kürzer als in der vergleichbaren Literatur zitiert. Tscherne et al. (1987b) gaben hier 15,5 Tage an, Regel et al. (1996) schließlich 17 Tage, wobei das ARDS bei dieser Analyse ausgeklammert wurde.

Es ist offensichtlich, daß in unseren Untersuchungen die Ursache der direkten unfallbedingten, also primären Letalität, ein wesentlich größeres Problem darstellt, als die Ursachen der indirekten sekundären Letalität. Dies mag einerseits auf entsprechende Verletzungsmuster und -schweregrade zurückzuführen sein, mit überdurchschnittlicher Häufung des SHT III°. Die geringe Inzidenz an letalem MOV beruht andererseits möglicherweise auf einer niedrigeren Gesamtverletzungsschwere unserer Patienten und/oder auch auf einer äußerst effizienten Rettungskette mit optimiertem traumatologischem und intensivmedizinischem Management.

Nichtsdestotrotz ist die hohe Letalitätsrate beim SHT III° eklatant und bedarf einer weiteren Betrachtung. Von den insgesamt 40 Patienten mit letalem SHT III° der beiden Studien A und B sind 20 noch am Unfalltag verstorben. 7 Patienten verstarben am 2. Tag, 6 Patienten am 3. Tag und weitere 7 Patienten zwischen dem 4. und 15. Tag nach dem Trauma. Es kann davon ausgegangen werden, daß alle am Unfalltag verstorbenen Patienten den Folgen einer direkten Gewebetraumatisierung des ZNS erlagen. Bei den späteren Todesfällen allerdings ist es durchaus vorstellbar, daß nicht der primäre, sondern der sekundäre Gewebeschaden in Form eines therapierefraktären Hirnödems letal war. Dieser Verlauf erscheint bis dato schicksalhaft. Es drängt sich indessen die Frage auf, ob hier ein therapeutischer Nihilismus weiterhin akzeptiert werden kann, oder ob nicht die Chirurgie aufgefordert ist, Lösungsansätze zur Behandlung dieses zerebralen Kompartmentsyndroms zu erarbeiten. Die traumatologisch-epidemiologische Bedeutung dieser Verletzung ist offenkundig und verlangt daher entsprechende Anstrengungen in Forschung und Klinik.

Durch die Unterscheidung von primärer / direkter Letalität gegenüber der sekundären / indirekten Letalität wird eine bedeutsame Grenzziehung zwischen 2 unterschiedlichen pathologischen und pathophysiologischen Entitäten markiert. Während bei der primären Form eine Funktionsstörung durch direkte traumatische Organschädigung und -zerstörung charakteristisch ist, liegt der sekundären Form eine Organstörung oder -dysfunktion durch inadäquate metabolische / immunologische Überlastung zugrunde.

Ursache ist letztlich ein Mißverhältnis zwischen einem unfallbedingten „antigenic load" als Ausdruck von Gewebe- und Zellzerstörungen und einer limitierten Clearancefunktion der Filterorgane bzw. der Kompensationsfähigkeit des Gesamtorganismus.

Die zeitliche Grenzziehung zwischen primärer und sekundärer Letalität liegt in unserem Kollektiv etwa zwischen dem 5. und 6. Tag nach Trauma (Abb. 4.2) und entspricht damit in etwa den Ergebnissen von Regel et al. (1996). Aus Gründen der Konvention empfiehlt sich zunächst jedoch eine Beibehaltung der bisherigen zeitlichen Grenze zwischen dem 3. und 4. Tag nach dem Trauma. Die Begriffe Sofort-, Früh- und Spätletalität liefern bezüglich einer Unterscheidung zwischen direkten und indirekten Traumaeinwirkungen keine zusätzlichen Informationen und sind daher in diesem Kontext ohne Wert.

5.2
Wertigkeit von Traumascoresystemen

Zu Sinn und Unsinn von Traumascoresystemen ist viel berichtet und geschrieben worden. Die „ordnerfüllende Scoreliteratur" zeugt davon. „Von akademischer Spielerei bis zu unverzichtbar für die tägliche Praxis reichen die Meinungen zu Scoresystemen in der Intensiv- und Notfallmedizin". An dieser Feststellung von Neugebauer u.

Bouillon (1994) hat sich seither wenig geändert. Allgemein akzeptiert wird, daß Scoresysteme „als wissenschaftliches Instrument für vergleichende Untersuchungen, Maßnahmen der Qualitätskontrolle und ökonomische Überlegungen unverzichtbar" sind (Oestern und Kabus 1994). Ebenso wird anerkannt, daß Scoresysteme „für Entscheidungen am individuellen Patienten als nicht ausreichend zuverlässig anzusehen sind. Dies gilt für alle bisher publizierten Scores". Wenn auch die „praktischen und theoretischen Grenzen von Scoresystemen" ausführlich gewürdigt wurden (Waydhas et al. 1994), so bleiben 2 grundsätzliche Probleme unbeantwortet:

1. Das Zielkriterium der hier verwendeten Traumaschlüssel ist die Gesamtletalität. Während die Ursachen einer primären Letalität dem Kliniker beim Unfallverletzten sehr schnell offenkundig sind, meist bevor er die Einzeldiagnosen zu einem Traumascore addieren kann, so steht er mit dem Problem der Sekundärletalität eher vor einem Rätsel. Dieses läßt sich mit dem anfänglichen Bild von unfallbedingten Verletzungen häufig nur schwer in Einklang bringen. Insbesondere das Thoraxtrauma offenbart sich in seiner ganzen Tragweite mitunter erst am 2. oder 3. Tag nach dem Trauma, möglicherweise zusätzlich aggraviert durch chirurgische Maßnahmen. Ähnlich wie das Thoraxtrauma ist auch der Weichteilschaden häufig erst nach 2 bis 3 Tagen in seinem Ausmaß abschätzbar. Ein brauchbarer Traumaschlüssel sollte also eine drohende Sekundärletalität anzeigen und insbesondere möglichst frühzeitig das Ausmaß eines zunächst klinisch kaum abschätzbaren Thorax- und Weichteiltraumas.

2. Die beiden verbreiteten Traumascoresysteme ISS und PTS addieren letztlich Verletzungsschweregrade unterschiedlicher Körperregionen und Organsysteme zu einem Summenwert, der die Gesamtverletzungsschwere angeben soll. Dieser Ansatz ist undifferenziert und kann der individuellen Situation nicht gerecht werden. Wie unter 5.1 erwähnt, sind Auswirkungen und Prognosen von Verletzungen verschiedener Körperregionen unterschiedlich. Dieses grundsätzliche Problem kann nur durch eine differenziertere Beschreibung von Verletzungsmuster und jeweiliger Verletzungsschwere gelöst werden. Eine differenziertere Darstellung muß dabei nicht komplizierter und die Erstellung einer Traumaklassifikation muß nicht zeitaufwendiger sein, wie die vorgestellte Traumaklassifikation STABE zeigt.

5.2.1
ISS

Der ISS zeigt hoch signifikante Korrelationen zum S-, T-, A- und B-Trauma, ebenso zum FR- und WT-Index, nicht aber zum Extremitätentrauma (Tabelle 4.11). Entsprechend seiner Korrelation zum SHT, ist seine Korrelation zur Gesamt- und Primärletalität erwartungsgemäß hoch signifikant und zur Sekundärletalität immerhin noch signifikant (Tabelle 4.12). Seine Validität bezüglich der Prognose Überleben / Sterben hängt vom Cut-off ab und schwankt bei der korrekten Prognose zwischen 73,7% und 85,1% und beim Youden-Index zwischen 0,31 und 0,56 (4.1.3.4). Eine maximale Annäherung zwischen Spezifität (72,4%) und Sensitivität (83,3%) wurde bei einem Cut-off von 24 Punkten erzielt. Deutlich bessere Ergebnisse fanden Bouillon et al. (1993) bei einem Cut-off von 26 Punkten und einer korrespondierenden Spezifität von 87,2% und einer Sensitivität von 85,2%. Über das Verletzungsmuster der 612 Studienpatienten werden allerdings keine Angaben gemacht. Möglicherweise war der Anteil der

Patienten mit SHT höher. Auf die Fragwürdigkeit des Zielkriteriums Gesamtletalität wurde bereits oben hingewiesen.

Die hohe Bewertung des SHT durch den ISS dokumentiert sich bei den jeweiligen Letalitätsraten, die bei den ISS-Werten 25 (5^2), 29 ($5^2 + 2^2$) und 38 ($5^2 + 3^2 + 2^2$) überproportional hoch sind (Abb. 4.3 und 4.4). Zu ähnlichen Ergebnissen gelangten Copes et al. (1988) in einer Multicenteranalyse, die 14.885 Traumapatienten einschloß. Eine lineare Relation zwischen ISS-Punkten und Letalitätsraten bzw. -wahrscheinlichkeiten ist daher ausgeschlossen.

Es wurde versucht, dieses Dilemma durch Zusammenfassung von ISS-Klassen zu umgehen (Abb. 4.5). Dieser Versuch zeigt andererseits, daß der ISS zur Beurteilung von Kollektiven geeignet sein mag, nicht aber zur Bewertung individueller Patienten.

Die Unterbewertung von Extremitätenverletzungen durch den ISS wird von Poole et al. (1996) bemängelt. Eine adäquate Aufwertung, insbesondere von Verletzungen der unteren Extremitäten, wird daher vorgeschlagen.

5.2.2
PTS

Im Gegensatz zum ISS zeigt der PTS keine signifikante Korrelation zum SHT. Die Korrelationen zum T-, A- und B-Trauma sind ähnlich, diejenigen zum E-Trauma, zum FR- und WT-Trauma deutlich besser als beim ISS (Tabelle 4.11). Diese Vernachlässigung des SHT und die Betonung des Extremitätentraumas wirkt sich im Verlauf durch eine – im Vergleich zum ISS – höhere Korrelation zur Klinikaufenthaltsdauer, zum Auftreten von Infektionen und SIRS aus.

Die Korrelation zur Intensivliegezeit, Sepsis und zum Goris-Score ist vergleichbar zum ISS, diejenige zu Gesamt-, Primär- und Sekundärletalität deutlich schlechter (Tabelle 4.12). Dementsprechend ist die Validität des PTS in bezug auf die Prognose Gesamtletalität deutlich schlechter als beim ISS. Bei einem Cut-off von 21 Punkten wird eine Angleichung von Spezifität und Sensitivität erreicht, bei einem maximalen Youden-Index von 0,29 (4.1.4.3).

Bouillon et al. (1993) finden bei einem Cut-off von ebenfalls 21 Punkten wesentlich bessere Ergebnisse mit einem Youden-Index von 0,67. Dieser erhebliche Unterschied in der prognostischen Wertigkeit des PTS läßt sich anhand der vorliegenden Daten nicht klären.

5.2.3
Base Excess (BE)

Während der BE bei Aufnahme im Schockraum in der retrospektiven Studie A noch relativ brauchbar erscheint (4.1.6), zeigen sich in der prospektiven Studie B lediglich signifikante Korrelationen zum Becken- und Weichteiltrauma. Von den Verlaufskriterien ist lediglich SIRS signifikant korreliert. Damit stellt sich der initiale BE als prognostisch untauglich dar. Dies erscheint in Anbetracht einer individuellen notärztlichen Therapie auch wenig verwunderlich. Hoffnungsvoller wird die prognostische Wertigkeit des BE in einer retrospektiven Sammelstudie eingeschätzt (Rutherford et al. 1992). Neben dem Zeitpunkt der Blutentnahmen blieben weitere therapeutische Maßnahmen hier unbekannt, so daß die Ergebnisse nur mit Vorbehalt interpretiert werden können.

5.2.4
Horovitz-Quotient

Der initiale Horovitz-Quotient PaO_2/FiO_2 zeigte bereits in der retrospektiven Studie
A keinerlei prognostischen Wert und wurde daher in der Studie B nicht weiter analysiert. Seine gelegentliche Wertschätzung, wie etwa im PTS 89 von Oestern et al. (1991),
bleibt daher unerklärt, und erscheint auch, was die Frühphase in den ersten 2 h nach
Trauma anbelangt, pathophysiologisch kaum nachvollziehbar.

Allen Traumascoresystemen gemeinsam ist das Problem der Zielkriterien. Das bislang verwandte Zielkriterium Letalität mag für Kollektivstudien geeignet sein, nicht
aber zur Abschätzung eines individuellen Patientenschicksals. Ebenfalls unbefriedi-
gend ist die mangelnde Würdigung der körpereigenen Clearancekapazität. Hier sollten (biologisches) Alter und Risikofaktoren ebenso eingehen wie Vorerkrankungen.

Was eine Berücksichtigung des „antigenic load" anbelangt, so werden Weichteilschäden bislang nur vom PTS tendenziell berücksichtigt.

Nicht zuletzt ist kritisch zu vermerken, daß die Angabe einer Gesamtverletzungsschwere erzwungen wird durch Addition von Punktwerten von Verletzungsarten
unterschiedlicher Qualität und letztlich auch unterschiedlicher Prognose.

Den kritischen Anmerkungen von Apley (1990) zur Anforderung an Scoresysteme
ist nichts hinzuzufügen: „It should define clearly the factors being studied and those
which are quantifiable should be quantified. It should produce answers which are
conclusive and conclusions which are constructive. [...] Clearly we should resist the
seductive simplicity of numerical scores and we should abandon the practice of
adding unrelated scores."

In einem Editorial faßt einer der Väter der Traumascoresysteme, H.R. Champion,
nach einer kritischen Stellungnahme zum derzeitigen Stand von gebräuchlichen Scores seine Wünsche folgendermaßen zusammen: „Hopefully, it will be ultimately possible to define a simple, robust, and effective way to compress the complexities of
injury in a manner that accurately represents the possible multitude of organs injured
with all grades of severity" (Champion et al. 1995).

5.3
Kriterien des klinischen Primärbefundes

5.3.1
STABE

Wie bei den Fragestellungen betont, sollte der traumatogen-morphologische Scha-
den möglichst differenziert und dennoch ohne großen zeitlichen Aufwand erfaßt
werden (1.4).

Eines der Grundanliegen dieser Studie war eine möglichst einfache, aber dennoch
differenzierte Beschreibung des unfallbedingten „antigenic load". Dieser unfallbedingte Gewebeschaden sollte dabei in seinen Auswirkungen auf den klinischen Verlauf hin bewertet werden und er sollte sich laborchemisch messen lassen.

Grundlage war dabei zunächst der Versuch einer anatomisch-morphologischen
Beschreibung von Art und Ausmaß des Gewebeschadens.

Ähnlich, wie zunächst auch beim ISS und PTS, wurden die 5 Körperregionen Schädel, Thorax, Abdomen, Becken und Extremitäten gewertet. Diese Unterteilung empfiehlt sich jedoch nicht nur aus Gründen der Konvention, sondern beruht auf folgenden Überlegungen. Erstens weisen Verletzungen dieser Körperregionen eine durchaus unterschiedliche Prognose auf (z.B. S- vs. T- oder E-Trauma; Tabelle 4.12). Zweitens läßt der Gehalt dieser Körperregionen erhebliche Unterschiede in seiner biochemischen Zusammensetzung erwarten. Dieser Umstand sollte somit auch eine entsprechende laborchemische Qualifizierung und Quantifizierung erlauben.

Es lag daher nahe, jeder der 5 Körperregionen S, T, A, B und E in Abhängigkeit von der jeweiligen Verletzungsschwere Punktwerte von 0 bis 3 zuzuordnen. Dabei wird das Ausmaß des Gewebeschadens beschrieben. Physiologische Funktionsstörungen werden damit nicht gewertet.

Diese Einteilung in jeweils 3 Schweregrade pro Körperregion lehnt sich bei der Beurteilung des SHT an die bekannte Klassifizierung an. Bezüglich der Bewertung der weiteren Körperregionen ist sie derart einfach, daß umfangreiche Tabellenwerke ebensowenig erforderlich sind wie zeitaufwendige Rechenexempel. Die Anwendung des STABE hat Ähnlichkeiten mit der TNM-Klassifikation der Onkologie.

Es bleibt zu betonen, daß der STABE in erster Linie als studienbezogenes Werkzeug zur Abschätzung des Gewebeschadens betrachtet wird. Eine weitere Bereicherung des bunten Marktes der Traumascoresysteme ist damit derzeit nicht beabsichtigt.

5.3.2
Frakturindex (FR)

Dem Bemühen einer quantitativen Abschätzung des „antigenic load" dienen ebenfalls der Fraktur- und Weichteilindex. Diese beiden Bewertungsgrößen sollten ebenfalls im Hinblick auf die klinischen Auswirkungen evaluiert werden. Weiterhin wurde auch hier eine laborchemische Charakterisierung und Quantifizierung angestrebt, die derartige Indizes repräsentieren und damit auch in der Klinik ersetzen sollten. Ähnlich wie der STABE werden daher auch der FR- und WT-Index als interessante und – wenn möglich – passagere Werkzeuge zur Abschätzung der entsprechenden Gewebeschäden betrachtet.

Die Ermittlung des FR-Index erfolgte unter der Vorstellung, das Ausmaß des Frakturschadens quantitativ abzuschätzen. Shier et al. inaugurierten 1977 einen FR-Index, der 1985 von Modig et al. wesentlich erweitert wurde. Dabei sollte das Ausmaß der pulmonalen Belastung durch den unfallbedingten Frakturschaden analysiert werden. In Anlehnung an Modig und seine Fragestellung wurde hier der FR-Index durch die Berücksichtigung von A-, B- und C-Frakturen entsprechend der AO-Klassifikation (Müller et al. 1990) bei großen Röhrenknochen erneut modifiziert und erweitert.

5.3.3
Weichteilindex (WT)

Der WT-Index soll eine Maßzahl zur Abschätzung des gesamten Weichteilschadens darstellen. Voraussetzung hierfür ist die Kenntnis des geschädigten Weichteilvolumens, sowie der Schweregrad des Weichteilschadens. Zunächst galt es, Körperteilvolumina mit möglichst klar definierten Grenzen zu ermitteln. Dies erfolgte unter der

Anwendung des Prinzips der Wasserverdrängung im „Ulmer Faß" (Wenzel 1995). Unter Verwendung der verbreiteten Klassifikation zum Weichteilschaden von Tscherne u. Oestern (1982) wurde jedem Grad der Weichteilschädigung ein Tiefenfaktor zugeordnet. Dieser Tiefenfaktor wurde durch vergleichende Untersuchungen zwischen klinischer Weichteilklassifikation und sonographischer Abschätzung der Tiefenausdehnung des Weichteilschadens am 2. und 3. Tag nach Trauma annäherungsweise ermittelt. In diesem Zeitraum ist die Ausdehnung des Weichteilschadens klinisch und sonographisch am besten nachweisbar.

Zweifelsohne hat die Ermittlung des WT-Index nur die Qualität einer groben Schätzung. Damit ähnelt sie in ihren Grundlagen und ihrer Genauigkeit der klinischen Schätzung von Ausdehnung und Schweregradeinteilung von Verbrennungen, entsprechend den berühmten Vorgaben von Wallace (1951).

Andererseits weisen die Korrelationen zwischen WT-Index und verschiedenen Eingangs – (Tabelle 4.11) – und Verlaufsparametern (Tabelle 4.12) sowie den entsprechenden Laborwerten (Tabelle 4.21; Abb. 4.30 und 4.32) darauf hin, daß der WT-Index wertvolle Informationen zur Bewertung des Gesamt- und insbesondere des Weichteiltraumas liefert. Die höchst signifikanten Korrelationen zwischen WT-Index und SIL-6, SIL-8 sowie CK während der ersten 24 h nach Trauma (Tabelle 4.21) erlauben künftig wohl eine Beschränkung auf die alleinige laborchemische Bewertung der Laborparameter zur Abschätzung des unfallbedingten Weichteilschadens. Leider ist es bis dato nicht gelungen, den Anteil an zerstörtem Fettgewebe laborchemisch zu bestimmen.

5.4
Kriterien des klinischen Verlaufs

Die Bewertung des „Outcome" von Traumapatienten ist nicht zuletzt aufgrund der Vielfältigkeit der Verletzungsmuster und -schwere schwierig und dementsprechend uneinheitlich.

Eine Vergleichbarkeit zwischen verschiedenen Institutionen kann dennoch bei folgenden Verlaufskriterien unterstellt werden:

- Intensivliegezeit (ICU),
- Infektion (Inf),
- SIRS,
- Sepsis,
- Goris-Score,
- Letalität.

In Abhängigkeit von Infrastruktur und jeweiliger Kapazität der Intensivstationen dürfte die Intensivliegezeit im wesentlichen von der Beatmungsdauer determiniert werden. Große Unterschiede der ICU zwischen den einzelnen Kliniken sind nicht zu erwarten. Dies gilt nicht für den KA, da in manchen erstversorgenden Kliniken Nachsorge- und Rehabilitationseinrichtungen integriert sind, in anderen jedoch nicht. Aufgrund dieser Strukturunterschiede sind beim KA Vergleiche zwischen verschiedenen Kliniken nicht sinnvoll, Vergleiche zwischen Patienten einer Klinik andererseits erlaubt.

Nach langen Jahren einer inhaltlichen und begrifflichen Unsicherheit wurden die Termini „Infektionen", „SIRS" und „Sepsis" mittlerweile verbindlich definiert (3.2.2.3) und sind international anerkannt.

Diese internationale Anerkennung wird auch dem MOV-Score von Goris zuteil, allerdings ist seine Vergleichbarkeit durch eine unterschiedliche Anwendungspraxis nicht immer gegeben. In der vorliegenden Arbeit wurden, unabhängig von der jeweiligen Zeitdauer eines OV, die jeweils schlechtesten Zustände für jedes Organsystem gewertet und addiert.

Die Problematik des härtesten Zielkriteriums, der Letalität, wurde bereits in 5.1 ausführlich diskutiert. Insbesondere die Gesamtletalität ist für die Analyse von Einzelfällen von bedingtem Wert, eignet sich aber zum Vergleich von Patientenkollektiven aus primär nicht medizinischem Blickwinkel.

Für Leser, die darüber hinaus an Informationen zu allen untersuchten Laborparametern im zeitlichen Verlauf von bis zu 15 Tagen nach Trauma interessiert sind, wurden im Anhang alle Parameter des klinischen Primärbefundes (ISS, PTS, STABE, FR, WT) mit allen Laborparametern zu jedem Meßzeitpunkt nach Trauma durch Spearman R-Korrelationen verbunden und zusammengefaßt.

5.5
Ausgewählte Laborparameter

Von den analysierten Laborparametern hat nur ein kleiner Teil die ursprünglichen Erwartungen erfüllt. Manche Arbeitshypothese mußte ad acta gelegt werden, neue Überlegungen wurden angeregt.

Im folgenden wird in erster Linie der Stellenwert von einigen Laborparametern zur Diskussion gestellt, die in den ersten 24 h nach Trauma markante Aktivitäts- oder Konzentrationsänderungen aufwiesen. Spätere Veränderungen werden nicht diskutiert, ebensowenig werden pathophysiologische Interpretationen angeboten. Ganz im Vordergrund der Überlegungen steht der potentielle diagnostische Stellenwert in Hinblick auf Traumamuster und -schwere. Dabei bleibt der derzeitige labortechnische Aufwand für die jeweilige Analyse zunächst ebenfalls unberücksichtigt.

5.5.1
Endotoxin (ET)

Die Rolle des Endotoxin (ET) nach Trauma wird kontrovers beurteilt. Auch wenn dem ET eine Schlüsselrolle im Pathomechanismus von MOV und Sepsis zugesprochen wird (Deitch et al. 1990, Rush et al. 1988, Vijaykumar et al. 1991), so sind die Meßergebnisse nach Trauma widersprüchlich. Während einigen Arbeitsgruppen kein ET-Nachweis gelingt (Donelly et al. 1994, Moore et al. 1991), lassen andere wiederum an einer frühen Endotoxinämie nach Trauma keinen Zweifel aufkommen (Buttenschön et al. 1996; Vijaykumar et al. 1991). Möglicherweise sind diese Diskrepanzen in der Art der Probengewinnung, -aufbereitung und -analyse begründet. An einem allerdings nur kleinen Patientenkollektiv (n = 40) wurde auch von unserer Arbeitsgruppe eine Endotoxinämie, insbesondere in der 1. Stunde nach Trauma beobachtet (Strecker et al. 1993).

Diese frühe Erhöhung der ET-Spiegel war am ausgeprägtesten nach höhergradigem Thoraxtrauma, gefolgt von Polytrauma und schwerem Extremitätentrauma. Nach isoliertem SHT hingegen war keine Endotoxinämie nachweisbar.

An unserem größeren Patientenkollektiv B bestätigt sich diese frühe Endotoxinämie nach Trauma, die insbesondere in der 1. Stunde nach Aufnahme im Schockraum hoch signifikant mit dem Schweregrad des Thoraxtraumas korreliert. Signifikante Korrelationen finden sich in diesem frühen Zeitraum zum Abdominal- und Extremitätentrauma sowie zum Fraktur- und Weichteilindex, nicht jedoch zum SHT und Beckentrauma.

ISS und PTS sind in der 1. Stunde nach Klinikaufnahme ebenfalls hoch signifikant mit dem ET-Spiegel korreliert. Signifikante Korrelationen zwischen ET und den beiden Traumascoresystemen finden sich erneut nach 24 h und 3 Tagen (Anhang, Tabelle 1 und 2).

Somit wäre das ET lediglich in der 1. Stunde nach Klinikaufnahme als früher Indikator für das Ausmaß des T-, A- und E-Traumas von Interesse. Aufgrund der bekannten Problematik der ET-Diagnostik, angefangen bei der subtilen Probengewinnung und -weiterverarbeitung (Buttenschön et al. 1996), ist das ET derzeit als früher Traumamarker nicht geeignet. Diese Einschätzung wird unterstützt durch die weitaus bessere Aussagekraft und einfachere Laboranalytik von SIL-6 und SIL-8.

Diese zurückhaltende Bewertung des ET als früher Traumamarker berührt aber nicht dessen Stellenwert im pathophysiologischen Ablauf nach Trauma (Keel et al. 1996).

5.5.2
Interleukin-6 im Serum (SIL-6)

Von allen untersuchten Laborparametern bietet das SIL-6 in den ersten 24 h nach Trauma die höchste Aussagekraft.

Es finden sich höchst signifikante Korrelationen zu ISS, PTS, T, B, E sowie zu FR- und WT-Index. Die Korrelation zwischen SIL-6 und A ist schwach und zu S nicht gegeben oder gar negativ (Tabelle 4.22; Anhang, Tabelle 3).

Herausragend ist jedoch zum ersten die Korrelation zum Schweregrad des Thoraxtraumas und zum zweiten zum FR- und WT-Index. Wie in 5.1 erwähnt, sind T und WT-Trauma besonders wichtige Ursachen für die Entstehung eines späteren OV. Erfahrungsgemäß entziehen sich beide Verletzungsformen jedoch leider häufig einer frühzeitigen klinischen und bildgebenden Diagnostik. Dies betrifft gleichermaßen Art und Schweregrad sowohl des Thoraxtraumas (Pfeifer et al. 1996) als auch des Weichteilschadens.

Diese Tatsache unterstreicht die außerordentliche Bedeutung einer frühen, zuverlässigen und aussagekräftigen Bestimmung von verletzungsbedingten spezifischen Traumamarkern. An einer kleineren Anzahl von Patienten (n = 20; Anhang, Tabelle 8.4) konnte bereits am Unfallort ein signifikanter Anstieg des SIL-6 nach Thoraxtrauma gemessen werden. Dieser sehr frühe SIL-6-Nachweis sowie die extrem hohen IL-6 Konzentrationen im Pleurasekret bei Patienten mit Thoraxdrainagen machen das direkt geschädigte Lungengewebe als Quellgebiet für IL-6 wahrscheinlich. Ähnlich wie bei Sakamoto et al. (1994) fanden sich auch bei unseren Patienten mit Thoraxdrainagen IL-6-Konzentrationen in der Drainageflüssigkeit, die die IL-6-Serumspiegel etwa um den Faktor 100 überstiegen. Bemerkenswert sind ebenfalls die signifikant höheren SIL-6-Konzentrationen nach thoraxchirurgischen Eingriffen im Vergleich zu vergleichbar schweren abdominalchirurgischen Operationen (Sakamoto et al. 1994).

Der frühe und hohe SIL-6-Anstieg insbesondere nach Thoraxtrauma deutete sich an kleineren Patientenkollektiven bereits an (Pullicino et al. 1990; Strecker et al. 1995, Svoboda et al. 1994). Ein Zusammenhang zwischen SIL-6-Verlauf nach Trauma und dem Ausmaß des Gewebeschadens wurde ebenfalls vermutet (Roumen et al. 1993). Gleichzeitig wurde bedauert, daß die herkömmlichen Traumascoresysteme keine Informationen über Schwere und Ausmaß von Weichteilschäden erlauben (Svoboda et al. 1994). Diese Arbeitsgruppe aus Brno, Tschechien, fand darüber hinaus einen letalen Verlauf bei Traumapatienten mit MOV und gleichzeitig hohen SIL-6-Spiegeln von mehr als 400 pg/ml im Vergleich zu Patienten mit MOV und niedrigen SIL-6-Konzentrationen.

Die Korrelationen zwischen den SIL-6-Konzentrationen während der ersten 24 h nach Trauma und dem Goris-Score als Ausdruck eines OV sind hoch signifikant (Tabelle 4.23).

Signifikante Korrelationen fanden sich noch zwischen frühen SIL-6-Spiegeln nach dem Trauma und Intensivliegezeit (ICU), wogegen zur unfallbedingten Letalität kein Zusammenhang ableitbar ist. Nachdem die Letalität in dem beschriebenen Patientenkollektiv B überwiegend Folge eines SHT war, ist die fehlende Aussagekraft des SIL-6 diesbezüglich nicht verwunderlich.

5.5.3
Interleukin-8 im Serum (SIL-8)

Die Bestimmung der SIL-8 Konzentrationen wurde erst zu einem späteren Zeitpunkt Bestandteil der prospektiven Studie B (3.1.2) und erfolgte daher bei lediglich 35 Patienten. Trotz dieser Einschränkung finden sich hoch signifikante Korrelationen zwischen den SIL-8 Konzentrationen während der ersten 24 h nach Trauma und den beiden Traumascoresystemen ISS und PTS (Tabelle 4.22). Während, ähnlich dem SIL-6, keine Beziehung zwischen SIL-8 und dem SHT besteht, zeigt sich zum Thoraxtrauma lediglich eine schwache Korrelation in der 1. Stunde nach Klinikaufnahme. Äußerst bemerkenswert sind jedoch die Beziehungen zwischen SIL-8 und dem Extremitätentrauma, und mehr noch, zum Fraktur- und Weichteilschaden. Trotz der kleinen Patientenzahlen finden sich hier hoch signifikante Korrelationen bereits bei Klinikaufnahme und über die ersten 24 h anhaltend. Ein derartiger SIL-8-Verlauf wurde auch von Hoch et al. (1993) an einem allerdings kleineren Kollektiv (n = 10) mit einem ISS $\geq$ 25 gefunden. Diese Arbeitsgruppe konstatierte auch signifikante Unterschiede der SIL-8-Konzentrationen 2 Stunden nach Trauma zwischen leicht (ISS < 10), mäßig (ISS 11 – 24) und schwer (ISS $\geq$ 25) verletzten Patienten.

Bezüglich der prognostischen Aussagekraft des SIL-8 zeigen sich in der Frühphase nach Trauma signifikante Korrelationen zur Intensivliegezeit (ICU), zu SIRS(!), Goris-Score und Gesamtletalität (Tabelle 4.23). Damit übertrifft der prognostische Wert des SIL-8 denjenigen des SIL-6 deutlich.

In einer pauschalen Mitteilung erwähnen Rose u. Marzi (1996) die signifikante Korrelation zwischen erhöhten SIL-8 Konzentrationen und letalem MOV. Bei Patienten, die später ein ARDS mit letalem Ausgang entwickelten, finden sich ebenfalls frühzeitig erhöhte SIL-8 Spiegel. Ein erneuter sekundärer SIL-8-Konzentrationsanstieg ist hierbei prognostisch ungünstig (Meduri et al. 1995).

Die hohen Korrelationen des SIL-8 zu den beiden Traumascoresystemen und insbesondere zum Fraktur- und Weichteilschaden sowie sein hoher prognostischer Wert rechtfertigen analoge Studien an größeren Patientenkollektiven. Die Wertigkeit des SIL-8 für die unfallchirurgische Praxis sollte unbedingt abgeklärt werden.

5.5.4
Prostaglandin F2α (PGF2α)

Während von allen untersuchten Arachidonsäuremetaboliten lediglich beim 6-keto-PGF1α tendenzielle Beziehungen zu ISS, PTS sowie zu FR- und WT-Index nachweisbar waren, zeigt sich andererseits eine isolierte und hoch signifikante Beziehung zwischen PGF2α und dem Ausmaß des SHT (Anhang, Tabelle 3).

Diese Beobachtung findet derzeit keine pathophysiologische Erklärung, ebensowenig liegen entsprechende Literaturmitteilungen vor. Ein möglicher diagnostischer Wert für die Klinik läßt sich noch nicht abschätzen, erscheint aber in Anbetracht einer adäquaten neurologischen Befunderhebung sowie den bewährten bildgebenden Verfahren eher gering.

Während der Stellenwert tiefgreifender Veränderungen des AA-Metabolismus in der Genese von Sepsis und septischem Schock anerkannt ist (Carmona et al. 1984; Roscher et al. 1988), werden analoge Mechanismen nach dem Trauma zwar immer wieder unterstellt (Rose u. Marzi 1996), indessen fehlt bis dato der überzeugende Nachweis (Foëx et al. 1996).

5.5.5
Creatin-Kinase (CK)

Laborchemische Analysen sind seit Jahrzehnten fester Bestandteil der Diagnostik des Myokardinfarkts und fanden mittlerweile auch Eingang in sportmedizinische Bewertungen fanden (Collinson et al. 1995; Nuviala et al. 1992). Erstaunlicherweise wurden bislang analoge Betrachtungen beim traumatischen Weichteilschaden nicht unternommen.

Ziel der Untersuchungen war daher die Ermittlung eines früh nachweisbaren und ausreichend spezifischen Indikators für Ausdehnung und Schweregrad des Weichteilschadens. Während Versuche eines laborchemischen Nachweises von Verletzungen des Fettgewebes fehlschlugen, war der enzymatische Nachweis von muskelspezifischen Schäden einfacher. Von den untersuchten Enzymen CK mit CK-MM, Aldolase und LDH erwies sich die CK als brauchbarer und aussagekräftiger Indikator und zeigte hoch signifikante Korrelationen zum Fraktur- und Weichteilindex (Anhang, Tabelle 8 und 9). Nachdem sich die CK der Aldolase und der LDH bei Pilotuntersuchungen an 8 Patienten als deutlich überlegen erwies und die CK-MM keine deutlichen Vorteile bei gleichzeitig größerem Laboraufwand erbrachte, wurden alle weiteren Analysen auf die Serum-CK beschränkt.

Da der PTS das Extremitätentrauma und den Weichteilschaden besser widerspiegelt als der ISS, ist die vergleichsweise starke Korrelation zwischen PTS und der CK-Aktivität in den ersten 24 h nach dem Trauma schlüssig (Tabelle 4.22). Ebensowenig erstaunt die fehlende Korrelation zum SHT. Die Kinetik der CK mit einem allmählichen Aktivitätsanstieg bis zum Erreichen des Maximums 24 h nach Trauma (Abb. 4.26, 4.28 und 4.32) erklärt auch die zunehmend besseren Korrelationen zwischen CK und einzelnen Parametern des klinischen Primärbefundes (Tabelle 4.22; Anhang, Tabelle 1 – 9) im Verlauf des 1. Tages. Eine ähnliche Tendenz zeigt sich im Verhältnis zwischen der CK und Parametern des klinischen Verlaufs (Tabelle 4.23). Hier finden sich beim 24-h-Durchschnitt immerhin signifikante Korrelationen zu ICU, KA, Inf,

SIRS, Sepsis und Goris-Score. Aufgrund der fehlenden Beziehung zwischen der CK und dem SHT bietet die CK jedoch keine prognostische Aussage zur Letalität.

5.5.6
Gesamtprotein

Die Hypoproteinämie nach dem Trauma zeigt früh einsetzend und lang anhaltend hoch signifikante Korrelationen zum Extremitätentrauma, zum Fraktur- und Weichteiltrauma, sowie zum PTS (Tabelle 4.22; Anhang, Tabellen 7 - 9).

Bezüglich einer prognostischen Aussage sind Beziehungen zur Intensivliegezeit und zum Goris-Score ablesbar (Tabelle 4.23). Damit kommt dem Gesamtproteingehalt im Serum von Unfallverletzten mutmaßlich eine größere prognostische Bedeutung zu als bisher angenommen.

Insbesondere in Hinblick auf den Weichteilschaden sind durch entsprechende Kombinationen von Einzelparametern (z.B. SIL-8, CK und Gesamtprotein) möglicherweise präzisere Aussagen bezüglich „antigenic load" und Prognose zu erzielen.

5.5.7
Verknüpfung von Laborparametern

Das komplementär scheinende Verhalten der beiden wichtigsten Traumaindikatoren SIL-6 und CK in den ersten 24 h nach Trauma gab Anlaß, deren Kombination auf eine prognostische Aussage hin zu überprüfen.

Der Summenwert (SIL-6 + CK) erbrachte jedoch keine besseren Korrelationen zu den einzelnen Parametern des klinischen Primärbefundes als die jeweilig isoliert betrachteten Traumaindikatoren SIL-6, CK oder gar das SIL-8 (Tabelle 4.22).

Bei der Überprüfung bezüglich der Korrelation zwischen (SIL-6 + CK) und den Parametern des klinischen Verlaufs errechneten sich z. T. lediglich geringfügige Vorteile gegenüber den einzelnen Traumaindikatoren. Auch hier profiliert sich das SIL-8 durch günstige Korrelationen zu einzelnen Verlaufsparametern (Tabelle 4.23). Aufgrund unterschiedlich großer Kollektive ist jedoch eine direkte Vergleichbarkeit zwischen der prognostischen Validität von SIL-6, CK und SIL-8 nicht möglich.

Zusammenfassend sind folgende Beziehungen zwischen früh nachweisbaren Traumaindikatoren und einzelnen Verletzungsmustern besonders hervorzuheben:

- PGF2α   und SHT
- SIL-6   und Thoraxtrauma
- SIL-8/CK   und Extremitäten-, Fraktur- und Weichteiltrauma.

Weiterhin bestehen hoch signifikante Korrelationen zwischen ISS und insbesondere PTS einerseits und SIL-6 und SIL-8 andererseits.

Bezüglich der klinischen Verlaufsparameter scheint dem SIL-8 die höchste prognostische Aussagekraft zuzukommen.

Diese Ergebnisse fordern zu größer angelegten prospektiven Längsschnittstudien bei Traumapatienten auf. Die Abklärung der prognostischen Validität der frühen Traumaindikatoren SIL-6, SIL-8 und CK in Hinblick auf das individuelle Traumamuster und den jeweiligen Schweregrad der verschiedenen Verletzungsarten sowie deren Eignung zur Vorhersage von Komplikationen ist höchst wünschenswert. Erst dann lassen sich therapeutische Konsequenzen gezielt ableiten. Eine frühzeitige laborchemische Diagnose einer ausgedehnten Lungenkontusion etwa könnte die Wahl des Osteosynthesverfahrens bei gleichzeitig vorliegender Femurfraktur entscheidend beeinflussen (Nast-Kolb 1997; Sturm u. Pape 1996). Ebenso könnten genaue und frühzeitige Kenntnisse über das Ausmaß des Weichteilschadens bzw. über das gesamte unfallbedingte „antigenic load" therapeutische Differentialstrategien, wie etwa Gliedmaßenerhalt oder frühzeitige lebensrettende Amputation, entscheidend beeinflussen (Georgiadis et al. 1993; Hansen et al. 1989; Quirke et al. 1996; Südkamp et al. 1989).

Aufgrund der vorliegenden Untersuchungsergebnisse ist davon auszugehen, daß den vorgestellten und künftig möglicherweise auch weiteren Traumamarkern ein Stellenwert zukommen wird, der sich in der Enzymdiagnostik internistischer Erkrankungen schon seit langem etabliert hat. Voraussetzung hierfür ist vorrangig die differenziertere Betrachtung von Traumamuster und -schwere beim individuellen Patienten.

Dabei müssen die pathophysiologischen Auswirkungen der Verletzungen von einzelnen Organen und Körperregionen gewürdigt und in ihrer teilweise völlig unterschiedlichen Prognose berücksichtigt werden. Es erscheint widersinnig, beim einzelnen Patienten Verletzungen verschiedener Körperregionen mit Punktwerten zu belegen, um diese dann schließlich zu einem wenig informativen Summenwert zu vereinen. Dieses Vorgehen wird weder der zugrundeliegenden Pathophysiologie gerecht, noch erlaubt es therapeutische oder prognostische Folgerungen.

Eine S3-Verletzung etwa hat eine völlig andere Prognose als eine E3- oder gar eine T3-Verletzung, selbst wenn sich nach den üblichen Traumascoresystemen gleiche oder ähnliche Punktwerte errechnen sollten.

Für eine rasche und dennoch aussagekräftige klinische Information über Muster und Schwere beim individuellen Traumapatienten bietet sich daher die vorgestellte STABE-Klassifikation an.

Die beiden wichtigsten Verletzungsformen in Hinblick auf Spätkomplikationen und sekundäre Letalität sind zweifelsohne das Thoraxtrauma, und hier insbesondere der Lungengewebeschaden, sowie der Weichteilschaden. Beide Verletzungsformen entziehen sich häufig in ihrer frühen Phase dem klinischen und bildgebenden Nachweis. Dies unterstreicht die Bedeutung einer frühzeitigen laborchemischen Diagnostik, die bereits kurze Zeit nach Aufnahme der Patienten im Schockraum verletzungsspezifische Aussagen erlaubt.

Während die Bestimmung der CK-Aktivität im Routineprogramm aller Kliniklaboratorien angeboten wird und in kurzer Zeit durchführbar ist, liegt der Zeitaufwand für die Messung der SIL-6 und SIL-8 Konzentrationen derzeit noch bei etwa 1–2 h.

Hier sind Vereinfachungen und Zeitverkürzungen wünschenswert und wurden mittlerweile von seiten der Hersteller der Laboranalytik in Aussicht gestellt.

Mit wesentlichen Verbesserungen durch eine rasche und aussagekräftige Labordiagnostik in der Frühphase nach Trauma ist daher zu rechnen.

Wenn auch die sekundären Traumafolgen diagnostisch und pathophysiologisch zunehmend an Transparenz gewinnen, und damit auch bessere therapeutische Ansätze zukünftig zu erwarten sind, so darf dieser Fortschritt nicht darüber hinwegtäuschen, daß die Letalität durch diese Traumafolgen in Relation zur gesamten unfallbedingten Letalität eher nachrangig erscheinen muß. Beträgt in den beiden nicht selektionierten Patientenkollektiven die Gesamtletalität größenordnungsmäßig 11 – 16%, so entfallen auf die sekundäre Letalität durch MOV lediglich etwa 2%. Alleine 50% der gesamten unfallbedingten Letalität werden durch ein höhergradiges SHT verursacht, wovon wiederum 2/3 der Primär- und 1/3 der Sekundärletalität zuzuordnen sind. Diesem Verletzungsschwerpunkt ist chirurgisch – und auch politisch – vermehrte Aufmerksamkeit zu widmen: chirurgisch durch die Intensivierung der Erforschung von Ursachen und Behandlungsmöglichkeiten des sekundären Hirnödems („zerebrales Kompartmentsyndrom") und politisch durch Maßnahmen der Aufklärung und Verhütung.

In Anbetracht der immensen personellen und materiellen Anstrengungen zur Beherrschung sekundärer Traumafolgen sowie der materiellen und immateriellen unfallbedingten Langzeitbelastungen ist erstaunlich, daß die Möglichkeiten der Unfallverhütung, insbesondere was den Straßenverkehr anbelangt, auch nicht annähernd ausgeschöpft sind. Gegenüber Maßnahmen zur Unfallprävention im Straßenverkehr besteht nachgerade eine irrationale Zurückhaltung. Durch folgende einfache Maßnahmen im bundesdeutschen Straßenverkehr ließen sich Unfallhäufigkeit und -schwere, die Zahl der Verletzten und Getöteten sowie die Folgelasten deutlich vermindern:

- Reduzierung des Individualverkehrs,
- generelle Geschwindigkeitsbeschränkung,
- Alkoholverbot am Steuer.

Der Feststellung von Wyatt et al. (1996) ist uneingeschränkt zuzustimmen: „The greatest potential to reduce the number of trauma deaths lies with prevention."

Dieser rationale Ansatz wird auch von dem renommierten amerikanischen Traumaforscher Arthur E. Baue (1994) in bezug auf die Beherrschung von Traumafolgen und hier insbesondere des MOV (englisch: MOF) verfochten: „When MOF develops, the morbidity and mortality remain high. Thus, prevention is the only good answer."

Diese Forderung sei als Leitmotiv für die vorliegende Arbeit verstanden. Nur eine differenzierte und frühzeitige Erkennung von Traumamuster und -schwere erlaubt eine maßgeschneiderte und rechtzeitige Therapie für den individuellen Patienten und dient somit der Vermeidung und/oder Linderung von Folgeschäden. Hierzu soll die vorliegende Arbeit beitragen.

6 Zusammenfassung

- In den Jahren 1990 – 1992 wurden 672 Unfallverletzte an der Chirurgischen Universitätsklinik Ulm über den Schockraum aufgenommen. Dieses Patientenkollektiv diente in einer **retrospektiven Analyse A** u.a. der Bewertung von Traumascoresystemen, von klinischen Verlaufsparametern, Todesursachen und -zeitpunkt (Durchschnittsalter 37,2 Jahre; ISS 16,2; PTS 17,3; Letalität 10,6%).

- In einer zweiten **Studie B** wurden 107 zufällig ausgewählte Unfallverletzte der Jahre 1993 – 1995 zusätzlich **prospektiv** bezüglich individueller Verletzungsmuster und -schweregrade, Fraktur- und Weichteilschäden sowie bezüglich klinischer Verlaufskriterien erfaßt (Durchschnittsalter 37 Jahre; ISS 23,3; PTS 28,7; Letalität 15,9%). Darüber hinaus erfolgte eine engmaschige Analyse von 20 Laborparametern im zeitlichen Verlauf nach dem Trauma. Kriterien des klinischen Primärbefundes, des klinischen Verlaufs („Outcome") und Laborparameter wurden einer Korrelationsanalyse unterzogen.

- Dabei ergaben sich zusammengefaßt folgende **Ergebnisse:**
  - Die zeitliche Grenzziehung zwischen primären / direkten und sekundären / indirekten Todesursachen nach Trauma liegt etwa zwischen dem 5. und 6. Tag nach dem Trauma. Aus Gründen der Konvention empfiehlt sich jedoch, zunächst die bisherige Grenzziehung zwischen dem 3. und 4. Tag beizubehalten.
  - Die Gesamtletalität ist als Bewertungskriterium für den klinischen Verlauf zu undifferenziert.
  - Die wichtigste unfallbedingte Todesursache ist das SHT III°. Es verursacht etwa jeden 2. Todesfall (in Studie B 14 (82%) von 17 Todesfällen!) und ist in erster Linie für die primäre Letalität verantwortlich.
  - Das **MOV** verursacht etwa 20% aller unfallbedingten Todesfälle. Von allen Unfallverletzten verstarben etwa 2% am MOV mit einem Letalitätsgipfel von 12 Tagen nach dem Trauma. Die Häufigkeit des letalen MOV war im Untersuchungszeitraum 1990 – 1995 rückläufig.
  - Höhergradige Thorax- und Weichteiltraumen begünstigen die Entstehung eines MOV und gehen tendenziell mit einer höheren sekundären Letalität einher.
  - Die **Validität der Traumascoresysteme** ISS und PTS ist im Einzelfall ungenügend und erlaubt nur einen summarischen Eindruck zur Gesamtverletzungsschwere.
  - Im Gegensatz zum PTS besteht beim ISS eine hoch signifikante Korrelation zum Schweregrad eines SHT und damit auch zur Gesamt- und Primärletalität.

- Der PTS korreliert im Vergleich zum ISS deutlich besser zum Becken- und Extremitätentrauma, zum Fraktur- und Weichteilschaden, zum Gesamtklinikaufenthalt und zur Häufigkeit von Infektionen und SIRS.
- Der **Horovitz-Quotient** ist ohne prognostischen Wert in bezug auf die Gesamtletalität.
- Der BE zeigt lediglich schwache Korrelationen zum PTS, zum Becken- und Weichteiltrauma sowie zur Entstehung eines SIRS.
- Zur besseren Differenzierung von Traumamuster und -schwere wird die **Traumaklassifikation STABE** inauguriert. Hierbei werden den fünf Kategorien Schädel, Thorax, Abdomen, Becken und Extremitäten jeweils die Verletzungsschweregrade 0, 1, 2 und 3 zugeordnet.
- Zur klinischen Abschätzung von Fraktur- und Weichteilschaden wird zum einen der **Frakturindex** nach Shier et al. (1977) erweitert und modifiziert, und zum zweiten ein **Weichteilindex** eingeführt. Dieser setzt sich aus der Summe aller erst-, zweit- und drittgradig geschädigten Körperteilvolumina, jeweils multipliziert mit einem Tiefenfaktor 1, 2 und 4, zusammen.
- Die **Körperteilvolumina** wurden durch das Prinzip der Wasserverdrängung im „Ulmer Faß" gemessen. Hierbei finden sich anteilig folgende Teilvolumina: Schädel 5, Thorax 20, Abdomen 15, Becken 15 und Extremitäten 45 Vol%. Die Extremitätenabschnitte haben jeweils folgende Teilvolumina: Oberarm 2,5, Unterarm 1,5, Hand 0,5, Oberschenkel 11,5, Unterschenkel 5 und Fuß 1 Vol%.
- Von den untersuchten **Laborparametern in der Frühphase nach Trauma** $(\overline{A+30'} / \overline{24\,h})$ fanden sich hoch signifikante Korrelationen zwischen
- – SIL-6 und ISS, PTS, Extremitätentrauma, Fraktur- und Weichteilindex,
- – SIL-8 und ISS, PTS, Extremitätentrauma, Fraktur- und Weichteilindex,
- – PGF2α und SHT,
- – CK und PTS, Becken- und Extremitätentrauma, sowie Fraktur- und Weichteilindex.
  Ebenfalls hoch signifikant, allerdings negativ korreliert waren:
- – **Gesamtprotein** und PTS, Extremitätentrauma, Fraktur- und Weichteilindex.

- Besonders bemerkenswert sind die Korrelationen zwischen SIL-6, SIL-8 und CK einerseits und dem **Fraktur- und Weichteiltrauma** andererseits.
- Dem SIL-6 kommt darüber hinaus als Frühindikator für die Gesamtverletzungsschwere und insbesondere für den Schweregrad des **Thoraxtrauma** eine Sonderstellung zu.

7 Anhang

Die Korrelationen mit den jeweiligen Signifikanzen zwischen den einzelnen Parametern, die den klinischen Primärbefund (ISS, PTS, S, T, A, B, E, FR, WT) beschreiben, und den untersuchten Laborparametern im zeitlichen Verlauf nach Trauma sind in den Tabellen 1 – 9 zusammengefaßt. Die Entnahme der Blutproben erfolgte am Unfallort (U), bei Aufnahme im Schockraum (A), nach weiteren 30 min (30'), nach 2, 4, 6, 12 und 24 h (S2, S4, S6, S12, S24), sowie nach 3, 5, 10 und 15 Tagen (T3, T5, T10, T15).

Tabelle 1. ISS und Laborparameter (Spearman-R-Korrelation mit p-Niveau)

Laborparameter	U			A			30'			S2		
	n	R	p	n	R	p	n	R	p	n	R	p
ET	17	0,23	ns	69	0,42	0,00029	78	0,39	0,00033	93	0,18	ns
SIL-1α	3	−0,86	ns	11	−0,13	ns	17	−0,10	ns	29	0,01	ns
SIL-6	20	0,15	ns	69	0,50	0,000010	73	0,42	0,00016	72	0,40	0,00038
SIL-8	4	–	–	22	0,52	0,012	18	0,66	0,0025	33	0,54	0,0010
TNFα	6	−0,23	ns	15	−0,22	ns	17	0,15	ns	29	0,05	ns
TXB2	21	0,51	0,018	75	0,19	ns	72	0,10	ns	85	0,04	ns
PGE2α	21	0,33	ns	61	0,09	ns	71	0,13	ns	86	0,15	ns
bcPGE2	18	0,64	0,0038	25	0,31	ns	18	0,56	0,014	29	0,49	0,0064
PG6KF1α	21	0,7	0,00038	44	0,41	0,0046	54	0,032	0,016	69	0,33	0,0045
PGM	0	–	–	11	0,20	ns	34	0,15	ns	37	0,18	ns
CK	8	0,35	ns	66	0,34	0,0043	77	0,27	0,014	89	0,25	0,016
CK-MM	0	–	–	7	−0,73	ns	7	−0,86	0,012	8	−0,75	0,030
LDH	0	–	–	7	−0,34	ns	7	0,19	ns	8	−0,43	ns
Aldolase	0	–	–	7	−0,23	ns	7	−0,34	ns	8	0,46	ns
PMN-Elastase	0	–	–	12	0,37	ns	34	0,23	ns	35	0,51	0,0016
PLA	0	–	–	11	0,39	ns	35	0,34	0,043	35	0,15	ns
PLA2	0	–	–	12	0,23	ns	35	−0,19	ns	36	−0,01	ns
Neopterin	14	0,01	ns	29	0,11	ns	18	−0,39	ns	33	−0,22	ns
CRP	2	–	–	23	0,11	ns	43	−0,09	ns	58	−0,12	ns
Protein	8	−0,47	ns	65	−0,35	0,0036	77	−0,34	0,0027	91	−0,29	0,0043

Tabelle 1. *(Fortsetzung)*

Laborparameter	S4			S6			S12			S24		
	n	R	p	n	R	p	n	R	p	n	R	p
ET	94	0,05	ns	96	0,16	ns	91	0,19	ns	89	0,33	0,0011
SIL-1α	27	−0,17	ns	29	−0,01	ns	25	0,27	ns	25	0,29	ns
SIL-6	96	0,38	0,00012	94	0,30	0,0024	90	0,28	0,0075	91	0,31	0,0019
SIL-8	29	0,51	0,0039	32	0,45	0,0095	30	0,44	0,013	29	0,62	0,00031
TNFα	26	0,02	ns	29	0,08	ns	26	0,21	ns	25	0,19	ns
TXB2	82	0,096	ns	83	0,15	ns	79	0,08	ns	80	−0,07	ns
PGF2α	83	0,21	ns	83	0,07	ns	82	0,10	ns	80	0,09	ns
bcPGE2	25	0,45	0,022	29	0,17	ns	27	0,36	ns	27	0,50	0,0066
PG6KF1α	66	0,22	ns	66	0,22	ns	64	0,12	ns	66	0,22	ns
PGM	37	0,11	ns	34	0,02	ns	32	0,14	ns	33	−0,12	ns
CK	88	0,30	0,0035	90	0,32	0,0020	84	0,30	0,0053	85	0,41	0,000094
CK-MM	8	−0,65	ns	8	−0,61	ns	8	−0,55	ns	8	−0,61	ns
LDH	8	−0,41	ns	8	−0,21	ns	8	−0,34	ns	8	−0,26	ns
Aldolase	8	−0,28	ns	8	−0,21	ns	8	0,01	ns	8	−0,22	ns
PMN-Elastase	38	0,54	0,00044	36	0,48	0,0029	33	0,59	0,00030	36	0,38	0,021
PLA	37	0,25	ns	36	0,15	ns	30	0,33	ns	36	0,11	ns
PLA2	37	0,03	ns	36	0,23	ns	32	0,12	ns	37	0,12	ns
Neopterin	29	0,03	ns	31	0,16	ns	30	0,08	ns	29	0,26	ns
CRP	62	0,05	ns	64	0,22	ns	58	0,04	0,00045	63	0,21	ns
Protein	89	−0,08	ns	91	−0,15	ns	86	−0,15	ns	88	−0,36	0,00038

Tabelle 1. *(Fortsetzung)*

Laborparameter	T3			T5			T10			T15		
	n	R	p	n	R	p	n	R	p	n	R	p
ET	85	0,30	0,0051	80	0,20	ns	60	0,34	0,0078	7	−0,02	ns
SIL-1α	25	0,24	ns	10	−0,29	ns	9	−0,13	ns	5	−0,72	ns
SIL-6	83	0,30	0,0058	80	0,01	ns	59	0,06	ns	8	0,53	ns
SIL-8	28	0,38	0,045	25	0,25	ns	16	0,49	0,049	7	−0,51	ns
TNFα	25	0,52	0,0075	13	0,34	ns	11	0,56	ns	6	0,31	ns
TXB2	74	−0,004	ns	65	−0,11	ns	54	0,08	ns	6	0,46	ns
PGF2α	73	−0,01	ns	65	0,09	ns	53	0,17	ns	6	0,05	ns
bcPGE2	27	−0,12	ns	21	0,37	ns	14	0,49	ns	7	−0,33	ns
PG6KF1α	60	−0,10	ns	51	−0,01	ns	42	0,001	ns	6	0,13	ns
PGM	30	−0,3	ns	25	−0,14	ns	25	0,27	ns	0	−	−
CK	85	0,22	0,037	76	0,07	ns	60	−0,23	ns	7	−	ns
CK-MM	8	−0,61	ns	8	−0,61	ns	6	0,11	ns	0	−	−
LDH	8	−0,22	ns	8	0,15	ns	6	−0,55	ns	0	−	−
Aldolase	8	−0,67	ns	8	0,05	ns	6	−0,02	ns	0	−	−
PMN-Elastase	32	0,09	ns	28	0,28	ns	25	0,09	ns	0	−	−
PLA	31	−0,12	ns	29	0,21	ns	25	0,12	ns	0	−	−
PLA2	31	0,003	ns	31	0,12	ns	26	0,17	ns	0	−	−
Neopterin	30	0,43	0,017	25	0,47	0,017	16	0,52	0,039	7	0,12	ns
CRP	61	0,19	ns	54	0,28	0,034	40	0,15	ns	7	−0,16	ns
Protein	87	−0,41	0,000068	78	−0,43	0,000070	62	−0,33	0,0074	7	−0,32	ns

Tabelle 2. PTS und Laborparameter (Spearman-R-Korrelation mit p-Niveau)

Laborparameter	U			A			30'			S2		
	n	R	p	n	R	p	n	R	p	n	R	p
ET	17	0,16	ns	69	0,31	0,0086	78	0,42	0,00011	93	0,29	0,0047
SIL-1α	3	−0,86	ns	11	−0,02	ns	17	−0,02	ns	29	−0,02	ns
SIL-6	20	0,29	ns	69	0,59	0,000000	73	0,53	0,000001	72	0,36	0,0016
SIL-8	4	−	−	22	0,73	0,00011	18	0,77	0,00018	33	0,47	0,0058
TNFα	6	−0,37	ns	15	−0,14	ns	17	0,12	ns	29	0,03	ns
TXB2	21	0,35	ns	75	0,04	ns	72	0,06	ns	85	0,04	ns
PGF2α	21	0,26	ns	61	0,03	ns	71	−0,06	ns	86	0,08	ns
bcPGE2	18	0,40	ns	25	0,15	ns	18	0,34	ns	29	0,27	ns
PG6KF1α	21	0,60	0,0037	44	0,32	0,033	54	0,41	0,0017	69	0,43	0,00021
PGM	0	−	−	11	−0,06	ns	34	−0,11	ns	37	0,16	ns
CK	8	0,26	ns	66	0,52	0,000006	77	0,51	0,000002	89	0,46	0,000004
CK-MM	0	−	−	7	−0,03	ns	7	−0,03	ns	8	0,23	ns
LDH	0	−	−	7	0,57	ns	7	−0,53	ns	8	0,54	ns
Aldolase	0	−	−	7	0,35	ns	7	0,50	ns	8	0,57	ns
PMN-Elastase	0	−	−	12	0,60	0,039	34	0,48	0,0037	35	0,62	0,000056
PLA	0	−	−	11	0,71	0,014	35	0,16	ns	35	0,04	ns
PLA2	0	−	−	12	0,41	ns	35	−0,14	ns	36	−0,01	ns
Neopterin	14	−0,10	ns	29	−0,07	ns	18	−0,50	0,034	33	−0,23	ns
CRP	2	−	−	23	−0,21	ns	43	−0,30	0,039	58	−0,31	0,016
Protein	8	−0,83	0,010	65	−0,51	0,000012	77	−0,51	0,00001	91	−0,33	0,0013

Tabelle 2. *(Fortsetzung)*

Laborparameter	S4			S6			S12			S24		
	n	R	p	n	R	p	n	R	p	n	R	p
ET	94	0,06	ns	96	0,17	ns	91	0,07	ns	89	0,22	0,033
SIL-1α	27	−0,23	ns	29	−0,05	ns	25	0,24	ns	25	0,24	ns
SIL-6	96	0,49	0,000000	94	0,50	0,000000	90	0,40	0,000066	91	0,42	0,000023
SIL-8	29	0,55	0,0017	32	0,54	0,0011	30	0,55	0,0016	29	0,64	0,00016
TNFα	26	0,05	ns	29	0,16	ns	26	0,33	ns	25	0,27	ns
TXB2	82	0,06	ns	83	0,14	ns	79	0,04	ns	80	−0,08	ns
PGF2α	83	0,06	ns	83	−0,03	ns	82	−0,04	ns	80	−0,04	ns
bcPGE2	25	0,29	ns	29	0,05	ns	27	0,29	ns	27	0,46	0,015
PG6KF1α	66	0,36	0,0029	66	0,28	0,019	64	0,19	ns	66	0,24	0,049
PGM	37	0,08	ns	34	0,01	ns	32	−0,10	ns	33	−0,33	ns
CK	88	0,50	0,000001	90	0,53	0,000000	84	0,56	0,000000	85	0,58	0,000000
CK-MM	8	0,40	ns	8	0,47	ns	8	0,33	ns	8	0,11	ns
LDH	8	0,45	ns	8	0,66	ns	8	0,38	ns	8	0,42	ns
Aldolase	8	0,63	ns	8	0,47	ns	8	0,17	ns	8	0,38	ns
PMN-Elastase	38	0,67	0,000003	36	0,58	0,00018	33	0,45	0,0072	36	0,39	0,017
PLA	37	0,29	ns	36	0,06	0,06	30	0,25	ns	36	0,05	ns
PLA2	37	0,11	ns	36	0,17	ns	32	0,08	ns	37	0,07	ns
Neopterin	29	0,17	ns	31	0,23	ns	30	0,12	ns	29	0,34	ns
CRP	62	−0,09	ns	64	0,23	ns	58	0,56	0,000004	63	0,27	0,027
Protein	89	−0,25	0,016	91	−0,25	0,013	86	−0,31	0,0033	88	−0,55	0,000000

Tabelle 2. *(Fortsetzung)*

Laborparameter	T3			T5			T10			T15		
	n	R	p	n	R	p	n	R	p	n	R	p
ET	85	0,22	0,040	80	0,11	ns	60	0,26	0,040	7	0,47	ns
SIL-1α	25	0,20	ns	10	−0,29	ns	9	0,00	ns	5	−0,70	ns
SIL-6	83	0,39	0,00019	80	0,27	0,015	59	0,33	0,0088	8	0,79	0,019
SIL-8	28	0,32	ns	25	0,22	ns	16	0,43	ns	7	−0,15	ns
TNFα	25	0,56	0,0030	13	0,43	ns	11	0,61	0,043	6	0,60	ns
TXB2	74	−0,01	ns	65	0,001	ns	54	−0,08	ns	6	0,21	ns
PGF2α	73	0,01	ns	65	0,11	ns	53	0,33	0,016	6	0,82	0,042
bcPGE2	27	0,06	ns	21	0,23	ns	14	0,48	ns	7	0,12	ns
PG6KF1α	60	0,17	ns	51	0,13	ns	42	0,12	ns	6	0,67	ns
PGM	30	−0,05	ns	25	−0,37	ns	25	0,01	ns	0	−	−
CK	85	0,38	0,00026	76	0,26	0,020	60	−0,01	ns	7	−0,17	ns
CK-MM	8	0,14	ns	8	0,11	ns	6	−0,71	ns	0	−	−
LDH	8	−0,11	ns	8	−0,16	ns	6	−0,14	ns	0	−	−
Aldolase	8	−0,05	ns	8	0,54	ns	6	0,31	ns	0	−	−
PMN-Elastase	32	0,11	ns	28	0,31	ns	25	0,31	ns	0	−	−
PLA	31	0,05	ns	29	0,20	ns	25	0,36	ns	0	−	−
PLA2	31	0,17	ns	31	0,21	ns	26	0,35	0,0035	0	−	−
Neopterin	30	0,42	0,020	25	0,45	0,021	16	0,55	0,025	7	0,71	ns
CRP	61	0,19	ns	54	0,31	0,022	40	0,35	0,025	7	−0,07	ns
Protein	87	−0,60	0,000000	78	−0,54	0,000000	62	−0,49	0,000049	7	−0,46	ns

Tabelle 3. S und Laborparameter (Spearman-R-Korrelation mit p-Niveau)

Laborparameter	U			A			30'			S2		
	n	R	p	n	R	p	n	R	p	n	R	p
ET	17	−0,36	ns	69	0,22	ns	78	−0,03	ns	93	−0,80	ns
SIL-1α	3	−0,50	ns	11	−0,53	ns	17	0,31	ns	29	0,34	ns
SIL-6	20	−0,32	ns	69	0,06	ns	73	−0,08	ns	72	0,05	ns
SIL-8	4	−	−	22	−0,25	ns	18	−0,02	ns	33	0,26	ns
TNFα	6	−0,08	ns	15	−0,34	ns	17	0,28	ns	29	0,19	ns
TXB2	21	0,06	ns	75	0,17	ns	72	0,11	ns	85	0,22	0,036
PGF2α	21	0,14	ns	61	0,22	ns	71	0,41	0,00028	86	0,34	0,00099
bcPGE2	18	0,27	ns	25	0,25	ns	18	0,24	ns	29	0,31	ns
PG6KF1α	21	−0,04	ns	44	0,15	ns	54	0,08	ns	69	0,16	ns
PGM	0	−	−	11	0,11	ns	34	0,34	ns	37	0,12	ns
CK	8	−0,16	ns	66	−0,06	ns	77	−0,17	ns	89	−0,12	ns
CK-MM	0	−	−	7	−0,71	ns	7	−0,39	ns	8	−0,51	ns
LDH	0	−	−	7	0,23	ns	7	−0,43	ns	8	0,04	ns
Aldolase	0	−	−	7	−0,05	ns	7	0,22	ns	8	0,03	ns
PMN-Elastase	0	−	−	12	−0,38	ns	34	−0,11	ns	35	−0,07	−0,07
PLA	0	−	−	11	−0,007	ns	35	0,15	ns	35	0,003	ns
PLA2	0	−	−	12	−0,02	ns	35	−0,07	ns	36	−0,18	ns
Neopterin	14	0,07	ns	29	0,04	ns	18	−0,15	ns	33	−0,06	ns
CRP	2	−	−	23	−0,22	ns	43	−0,06	ns	58	−0,11	ns
Protein	8	−0,23	ns	65	0,10	ns	77	0,31	0,0056	91	0,16	ns

Tabelle 3. *(Fortsetzung)*

Laborparameter	S4			S6			S12			S24		
	n	R	p	n	R	p	n	R	p	n	R	p
ET	94	−0,10	ns	96	−0,06	ns	91	−0,04	ns	89	−0,01	ns
SIL-1α	27	0,23	ns	29	0,26	ns	25	0,30	ns	25	0,29	ns
SIL-6	96	−0,04	ns	94	−0,14	ns	90	−0,08	ns	91	0,01	ns
SIL-8	29	0,23	ns	32	−0,01	ns	30	0,03	ns	29	0,07	ns
TNFα	26	0,20	ns	29	0,25	ns	26	0,03	ns	25	0,16	ns
TXB2	82	0,24	0,025	83	0,28	0,0090	79	0,21	ns	80	0,19	ns
PGF2α	83	0,29	0,0069	83	0,38	0,00033	82	0,45	0,000021	80	0,41	0,00012
bcPGE2	25	0,36	ns	29	0,25	ns	27	0,25	ns	27	0,14	ns
PG6KF1α	66	0,10	ns	66	0,17	ns	64	0,22	ns	66	0,19	ns
PGM	37	0,06	ns	34	0,05	ns	32	0,41	0,017	33	0,15	ns
CK	88	−0,14	ns	90	−0,16	ns	84	−0,22	0,043	85	−0,10	ns
CK-MM	8	−0,40	ns	8	−0,51	ns	8	−0,14	ns	8	−0,30	ns
LDH	8	0,03	ns	8	−0,13	ns	8	0,04	ns	8	0,07	ns
Aldolase	8	0,03	ns	8	−0,02	ns	8	0,12	ns	8	0,02	ns
PMN-Elastase	38	0,12	ns	36	0,23	ns	33	0,25	ns	36	0,38	0,022
PLA	37	−0,07	ns	36	−0,20	ns	30	0,08	ns	36	−0,09	ns
PLA2	37	−0,12	ns	36	0,09	ns	32	−0,22	ns	37	−0,01	ns
Neopterin	29	−0,26	ns	31	−0,10	ns	30	−0,26	ns	29	−0,11	ns
CRP	62	−0,07	ns	64	−0,23	ns	58	−0,08	ns	63	0,01	ns
Protein	89	0,23	0,025	91	0,29	0,0044	86	0,21	0,043	88	0,20	ns

Tabelle 3. *(Fortsetzung)*

Laborparameter	T3			T5			T10			T15		
	n	R	p	n	R	p	n	R	p	n	R	p
ET	85	−0,08	ns	80	−0,08	ns	60	−0,006	ns	7	−0,43	ns
SIL-1α	25	0,21	ns	10	0,42	ns	9	0,37	ns	5	0,39	ns
SIL-6	83	−0,008	ns	80	0,03	ns	59	−0,19	ns	8	−0,32	ns
SIL-8	28	0,25	ns	25	0,38	ns	16	0,05	ns	7	0,21	ns
TNFα	25	0,01	ns	13	−0,30	ns	11	−0,60	0,049	6	−0,92	0,0080
TXB2	74	0,10	ns	65	−0,12	ns	54	0,08	ns	6	−0,12	ns
PGF2α	73	0,17	ns	65	0,20	ns	53	0,09	ns	6	−0,47	ns
bcPGE2	27	0,21	ns	21	−0,07	ns	14	−0,02	ns	7	0,13	ns
PG6KF1α	60	0,07	ns	51	0,001	ns	42	−0,15	ns	6	−0,84	0,033
PGM	30	0,14	ns	25	0,26	ns	25	0,41	0,038	0	−	−
CK	85	−0,08	ns	76	−0,19	ns	60	−0,24	ns	7	0,01	ns
CK-MM	8	−0,24	ns	8	−0,58	ns	6	−0,26	ns	0	−	−
LDH	8	0,04	ns	8	−0,12	ns	6	−0,88	0,019	0	−	−
Aldolase	8	0,16	ns	8	−0,13	ns	6	−0,61	ns	0	−	−
PMN-Elastase	33	0,11	ns	28	0,01	ns	25	0,04	ns	0	−	−
PLA	31	−0,27	ns	29	0,22	ns	25	−0,03	ns	0	−	−
PLA2	31	−0,03	ns	31	0,20	ns	26	−0,12	ns	0	−	−
Neopterin	30	0,01	ns	25	0,01	ns	16	0,01	ns	7	−	−
CRP	61	−0,01	ns	54	0,07	ns	40	−0,17	ns	7	−0,68	ns
Protein	87	0,05	ns	78	0,04	ns	62	−0,01	ns	7	0,41	ns

Tabelle 4. T und Laborparameter (Spearman-R-Korrelation mit p-Niveau)

Laborparameter	U			A			30'			S2		
	n	R	p	n	R	p	n	R	p	n	R	p
ET	17	0,29	ns	69	0,37	0,0017	78	0,40	0,00027	93	0,20	ns
SIL-1α	3	1,00	ns	11	−0,007	ns	17	0,04	ns	29	−0,01	ns
SIL-6	20	0,51	0,021	69	0,60	0,000000	73	0,65	0,000000	72	0,46	0,000042
SIL-8	4	–	–	22	0,47	0,024	18	0,55	0,016	33	0,17	ns
TNFα	6	0,20	ns	15	−0,27	ns	17	0,28	ns	29	0,12	ns
TXB2	21	0,11	ns	75	0,03	ns	72	0,05	ns	85	−0,09	ns
PGF2α	21	0,17	ns	61	−0,01	ns	71	−0,03	ns	86	−0,02	ns
bcPGE2	18	0,35	ns	25	0,11	ns	18	0,28	ns	29	0,33	ns
PG6KF1α	21	0,50	0,021	44	0,33	0,026	54	0,39	0,0029	69	0,18	ns
PGM	0	–	–	11	0,12	ns	34	0,12	ns	37	0,22	ns
CK	8	0,37	ns	66	0,38	0,0015	77	0,32	0,0044	89	0,24	0,19
CK-MM	0	–	–	7	−0,07	ns	7	0,14	ns	8	0,05	ns
LDH	0	–	–	7	−0,15	ns	7	−0,28	ns	8	−0,24	ns
Aldolase	0	–	–	7	0,00	ns	7	−0,14	ns	8	−0,07	ns
PMN-Elastase	0	–	–	12	0,76	0,0039	34	0,40	0,018	35	0,47	0,0039
PLA	0	–	–	11	0,65	0,029	35	0,21	ns	35	0,01	ns
PLA2	0	–	–	12	0,23	ns	35	−0,15	ns	36	0,18	ns
Neopterin	14	0,32	ns	29	0,03	ns	18	−0,22	ns	33	−0,07	ns
CRP	2	–	–	23	−0,23	ns	43	−0,19	ns	58	−0,09	ns
Protein	8	−0,12	ns	65	−0,24	0,047	77	−0,26	0,021	91	−0,07	ns

Tabelle 4. *(Fortsetzung)*

Laborparameter	S4			S6			S12			S24		
	n	R	p	n	R	p	n	R	p	n	R	p
ET	94	0,05	ns	96	0,15	ns	91	0,17	ns	89	0,27	0,0089
SIL-1α	27	−0,29	ns	29	−0,05	ns	25	0,23	ns	25	0,09	ns
SIL-6	96	0,40	0,000046	94	0,33	0,00094	90	0,23	0,027	91	0,29	0,0049
SIL-8	29	0,14	ns	32	0,15	ns	30	0,06	ns	29	0,29	ns
TNFα	26	−0,009	ns	29	0,08	ns	26	0,16	ns	25	0,16	ns
TXB2	82	−0,04	ns	83	0,08	ns	79	−0,13	ns	80	−0,15	ns
PGF2α	83	0,02	ns	83	−0,16	ns	82	−0,19	ns	80	−0,20	ns
bcPGE2	25	0,28	ns	29	−0,02	ns	27	−0,08	ns	27	0,11	ns
PG6KF1α	66	0,09	ns	66	0,01	ns	64	−0,16	ns	66	−0,07	ns
PGM	37	0,10	ns	34	0,02	ns	32	−0,25	ns	33	−0,26	ns
CK	88	0,24	0,024	90	0,20	0,055	84	0,12	ns	85	0,25	0,019
CK-MM	8	0,05	ns	8	0,05	ns	8	0,33	ns	8	0,28	ns
LDH	8	−0,07	ns	8	0,10	ns	8	0,28	ns	8	0,33	ns
Aldolase	8	0,07	ns	8	0,10	ns	8	0,45	ns	8	0,28	ns
PMN-Elastase	38	0,45	0,0039	36	0,33	0,047	33	0,36	0,038	36	0,18	ns
PLA	37	0,31	ns	36	0,20	ns	30	0,30	ns	36	0,28	ns
PLA2	37	0,22	ns	36	0,17	ns	32	0,17	ns	37	0,14	ns
Neopterin	29	0,38	0,039	31	0,36	0,044	30	0,21	ns	29	0,10	ns
CRP	62	0,09	ns	64	0,31	0,012	58	0,43	0,00075	63	0,11	ns
Protein	89	0,05	ns	91	0,05	ns	86	−0,04	ns	88	−0,21	0,043

Tabelle 4. *(Fortsetzung)*

	T3			T5			T10			T15		
Laborparameter	n	R	p	n	R	p	n	R	p	n	R	p
ET	85	0,13	ns	80	0,23	0,039	60	0,31	0,013	7	-0,14	ns
SIL-1α	25	0,25	ns	10	-0,49	ns	9	-0,36	ns	5	-0,39	ns
SIL-6	83	0,15	ns	80	0,06	ns	59	0,03	ns	8	0,51	ns
SIL-8	28	0,13	ns	25	0,03	ns	16	0,023	ns	7	-0,51	ns
TNFα	25	0,09	ns	13	0,07	ns	11	0,23	ns	6	0,13	ns
TXB2	74	-0,19	ns	65	-0,12	ns	54	0,008	ns	6	0,07	ns
PGF2α	73	-0,06	ns	65	-0,05	ns	53	0,13	ns	6	0,37	ns
bcPGE2	27	0,04	ns	21	0,14	ns	14	0,20	ns	7	0,04	ns
PG6KF1α	60	-0,01	ns	51	-0,08	ns	42	0,02	ns	6	0,22	ns
PGM	30	-0,09	ns	25	-0,27	ns	25	0,13	ns	0	–	–
CK	85	0,15	ns	76	0,10	ns	60	-017	ns	7	-0,07	ns
CK-MM	8	0,16	ns	8	0,16	ns	6	0,30	ns	0	–	–
LDH	8	-0,18	ns	8	-0,06	ns	6	0,09	ns	0	–	–
Aldolase	8	-0,09	ns	8	0,10	ns	6	-0,12	ns	0	–	–
PMN-Elastase	32	-0,03	ns	28	0,31	ns	25	-0,06	ns	0	–	–
PLA	31	-0,004	ns	29	0,10	ns	25	0,06	ns	0	–	–
PLA2	31	-0,12	ns	31	-0,03	ns	26	0,12	ns	0	–	–
Neopterin	30	0,25	ns	25	0,30	ns	16	0,55	0,026	7	0,26	ns
CRP	61	-0,03	ns	54	0,04	ns	40	0,02	ns	7	-0,40	ns
Protein	87	-0,36	0,00059	78	-0,34	0,0018	62	-0,18	ns	7	0,08	ns

Tabelle 5. A und Laborparameter (Spearman-R-Korrelation mit p-Niveau)

Laborparameter	U			A			30'			S2		
	n	R	p	n	R	p	n	R	p	n	R	p
ET	17	0,16	ns	69	0,24	0,042	78	0,22	0,043	93	−0,005	ns
SIL-1α	3	0,00	ns	11	0,00	ns	17	−0,34	ns	29	0,04	ns
SIL-6	20	0,24	ns	69	0,42	0,00029	73	0,27	0,018	72	0,28	0,015
SIL-8	4	−	−	22	0,49	0,021	18	0,53	0,02	33	0,23	ns
TNFα	6	−0,13	ns	15	−0,11	ns	17	0,008	ns	29	0,28	ns
TXB2	21	0,06	ns	75	−0,04	ns	72	−0,06	ns	85	−0,09	ns
PGF2α	21	0,15	ns	61	0,02	ns	71	−0,08	ns	86	−0,001	ns
bcPGE2	18	0,07	ns	25	−0,20	ns	18	0,12	ns	29	−0,14	ns
PG6KF1α	21	0,25	ns	44	0,10	ns	54	0,02	ns	69	0,01	ns
PGM	0	−	−	11	−0,17	ns	34	−0,23	ns	37	−0,14	ns
CK	8	−0,57	ns	66	0,31	0,010	77	0,24	0,035	89	0,11	ns
CK-MM	0	−	−	7	−0,40	ns	7	−0,33	ns	8	−0,28	ns
LDH	0	−	−	7	0,57	ns	7	−0,13	ns	8	0,12	ns
Aldolase	0	−	−	7	0,57	ns	7	0,45	ns	8	0,28	ns
PMN-Elastase	0	−	−	12	0,23	ns	34	0,19	ns	35	0,21	ns
PLA	0	−	−	11	0,45	ns	35	−0,11	ns	35	0,04	ns
PLA2	0	−	−	12	0,26	ns	35	0,07	ns	36	0,18	ns
Neopterin	14	−0,06	ns	29	0,37	0,048	18	−0,18	ns	33	0,10	ns
CRP	2	−	−	23	0,05	ns	43	0,05	ns	58	0,08	ns
Protein	8	−0,08	ns	65	−0,15	ns	77	−0,34	0,0019	91	−0,13	ns

Tabelle 5. *(Fortsetzung)*

Laborparameter	S4			S6			S12			S24		
	n	R	p	n	R	p	n	R	p	n	R	p
ET	94	0,006	ns	96	0,09	ns	91	0,14	ns	89	0,14	ns
SIL-1α	27	−0,03	ns	29	0,19	ns	25	0,33	ns	25	0,36	ns
SIL-6	96	0,23	0,024	94	0,17	ns	90	0,14	ns	91	0,32	0,0016
SIL-8	29	0,25	ns	32	0,21	ns	30	0,11	ns	29	0,32	ns
TNFα	26	0,29	ns	29	0,28	ns	26	0,31	ns	25	0,22	ns
TXB2	82	−0,13	ns	83	−0,08	ns	79	−0,10	ns	80	−0,14	ns
PGF2α	83	0,02	ns	83	−0,05	ns	82	−0,15	ns	80	−0,05	ns
bcPGE2	25	0,02	ns	29	−0,31	ns	27	−0,11	ns	27	0,21	ns
PG6KF1α	66	−0,01	ns	66	−0,11	ns	64	−0,18	ns	66	−0,06	ns
PGM	37	−0,29	ns	34	−0,16	ns	32	−0,17	ns	33	−0,15	ns
CK	88	0,14	ns	90	0,17	ns	84	0,20	ns	85	0,23	0,029
CK-MM	8	−0,16	ns	8	−0,16	ns	8	−0,20	ns	8	−0,41	ns
LDH	8	0,28	ns	8	0,28	ns	8	0,04	ns	8	0,04	ns
Aldolase	8	0,29	ns	8	0,28	ns	8	0,29	ns	8	−0,04	ns
PMN-Elastase	38	0,29	ns	36	0,29	ns	33	0,35	0,046	36	0,11	ns
PLA	37	0,16	ns	36	0,08	ns	30	0,01	ns	36	0,22	ns
PLA2	37	0,43	0,0070	36	0,16	ns	32	0,21	ns	37	0,25	ns
Neopterin	29	0,29	ns	31	0,42	0,017	30	0,19	ns	29	0,14	ns
CRP	62	0,01	ns	64	0,17	ns	58	0,18	ns	63	0,08	ns
Protein	89	−0,04	ns	91	−0,12	ns	86	−0,11	ns	88	−0,21	0,049

Tabelle 5. *(Fortsetzung)*

Laborparameter	T3			T5			T10			T15		
	n	R	p	n	R	p	n	R	p	n	R	p
ET	85	13	ns	80	0,19	ns	60	0,27	0,030	7	0,52	ns
SIL-1α	25	0,29	ns	10	0,38	ns	9	0,50	ns	5	−0,40	ns
SIL-6	83	0,13	ns	80	0,08	ns	59	0,17	ns	8	0,58	ns
SIL-8	28	0,48	0,0086	25	0,34	ns	16	0,69	0,0028	7	0,26	ns
TNFα	25	0,42	0,036	13	0,20	ns	11	0,38	ns	6	0,00	ns
TXB2	74	−0,14	ns	65	−0,13	ns	54	−0,07	ns	6	0,87	0,021
PGF2α	73	−0,12	ns	65	0,03	ns	53	0,12	ns	6	0,20	ns
bcPGE2	27	−0,10	ns	21	0,17	ns	14	0,45	ns	7	−0,15	ns
PG6KF1α	60	−0,14	ns	51	−0,23	ns	42	−0,13	ns	6	0,36	ns
PGM	30	0,00	ns	25	−0,09	ns	25	−0,21	ns	0	−	−
CK	85	0,05	ns	76	0,2	ns	60	−0,25	ns	7	0,21	ns
CK-MM	8	−0,49	ns	8	−0,61	ns	6	−0,84	0,034	0	−	−
LDH	8	−0,16	ns	8	−0,45	ns	6	−0,10	ns	0	−	−
Aldolase	8	−0,16	ns	8	−0,20	ns	6	0,43	ns	0	−	−
PMN-Elastase	32	0,04	ns	28	0,19	ns	25	0,33	ns	0	−	−
PLA	31	0,01	ns	29	0,08	ns	25	0,22	ns	0	−	−
PLA2	31	−0,09	ns	31	0,05	ns	26	0,13	ns	0	−	−
Neopterin	30	0,44	0,015	25	0,20	ns	16	0,40	ns	7	0,47	ns
CRP	61	0,12	ns	54	0,20	ns	40	0,10	ns	7	0,00	ns
Protein	87	−0,22	0,034	78	−0,20	ns	62	−0,24	ns	7	−0,79	0,034

Tabelle 6. B und Laborparameter (Spearman-R-Korrelation mit p-Niveau)

Laborparameter	U			A			30'			S2		
	n	R	p	n	R	p	n	R	p	n	R	p
ET	17	0,11	ns	69	0,18	ns	78	0,17	ns	93	0,03	ns
SIL-1α	3	0,00	ns	11	−0,34	ns	17	−0,25	ns	29	−0,02	ns
SIL-6	20	−0,09	ns	69	0,34	0,0042	73	0,36	0,0015	72	0,20	ns
SIL-8	4	−	−	22	0,46	0,028	18	0,53	0,023	33	0,49	0,0035
TNFα	6	−0,13	ns	15	−0,14	ns	17	0,39	ns	29	0,16	ns
TXB2	21	0,26	ns	75	0,07	ns	72	0,21	ns	85	0,12	ns
PGF2α	21	0,18	ns	61	−0,03	ns	71	−0,01	ns	86	0,08	ns
bcPGE2	18	0,17	ns	25	0,10	ns	18	0,08	ns	29	0,25	ns
PG6KF1α	21	0,56	0,0076	44	0,21	ns	54	0,34	0,010	69	0,19	ns
PGM.	0	−	−	11	0,15	ns	34	0,01		37	0,16	ns
CK	8	0,57	ns	66	0,31	0,0096	77	0,32	0,0041	89	0,30	0,0039
CK-MM	0	−	−	7	0,47	ns	7	0,54	ns	8	0,59	ns
LDH	0	−	−	7	0,71	ns	7	0,71	ns	8	0,91	0,0015
Aldolase	0	−	−	7	0,59	ns	7	0,71	ns	8	0,86	0,0061
PMN-Elastase	0	−	−	12	0,33	ns	34	0,20	ns	35	0,31	ns
PLA	0	−	−	11	0,69	0,018	35	0,005	ns	35	0,002	ns
PLA2	0	−	−	12	0,009	ns	35	−0,26	ns	36	−0,10	ns
Neopterin	14	−0,43	ns	29	0,10	ns	18	−0,11	ns	33	−0,10	ns
CRP	2	−	−	23	−0,06	ns	43	−0,19	ns	58	−0,19	ns
Protein	8	−0,57	ns	65	−0,16	ns	77	−0,27	0,16	91	−0,06	ns

Tabelle 6. *(Fortsetzung)*

Laborparameter	S4			S6			S12			S24		
	n	R	p	n	R	p	n	R	p	n	R	p
ET	94	−0,01	ns	96	0,09	ns	91	0,002	ns	89	0,26	0,013
SIL-1α	27	−0,24	ns	29	−0,14	ns	25	−0,009	ns	25	0,06	ns
SIL-6	96	0,38	0,00013	94	0,51	0,000000	90	0,48	0,000001	91	0,36	0,00044
SIL-8	29	0,44	0,017	32	0,45	0,0096	30	0,53	0,0026	29	0,36	0,049
TNFα	26	0,15	ns	29	0,10	ns	26	0,33	ns	25	0,26	ns
TXB2	82	0,02	ns	83	0,05	ns	79	−0,02	ns	80	−0,05	ns
PGF2α	83	−0,02	ns	83	−0,09	ns	82	−0,02	ns	80	−0,011	ns
bcPGE2	25	0,13	ns	29	0,03	ns	27	0,25	ns	27	0,38	0,048
PG6KF1α	66	0,14	ns	66	0,09	ns	64	0,05	ns	66	0,16	ns
PGM	37	0,09	ns	34	−0,06	ns	32	−0,21	ns	33	−0,18	ns
CK	88	0,38	0,00022	90	0,35	0,00070	84	0,37	0,00044	85	0,32	0,0027
CK-MM	8	0,50	ns	8	0,59	ns	8	0,41	ns	8	0,50	ns
LDH	8	0,76	0,026	8	0,80	0,015	8	0,72	0,043	8	0,71	0,045
Aldolase	8	0,83	0,0091	8	0,71	0,045	8	0,33	ns	8	0,71	0,045
PMN-Elastase	38	0,36	0,024	36	0,32	ns	33	0,33	ns	36	0,07	ns
PLA	37	0,26	ns	36	0,20	ns	30	0,25	ns	36	0,04	ns
PLA2	37	0,003	ns	36	−0,05	ns	32	−0,08	ns	37	−0,10	ns
Neopterin	29	0,19	ns	31	0,20	ns	30	0,26	ns	29	0,30	ns
CRP	62	−0,004	ns	64	0,22	ns	58	0,45	0,00031	63	0,07	ns
Protein	89	−0,01	ns	91	−0,08	ns	86	−0,08	ns	88	−0,20	ns

Tabelle 6. (*Fortsetzung*)

Laborparameter	T3			T5			T10			T15		
	n	R	p	n	R	p	n	R	p	n	R	p
ET	85	0,10	ns	80	0,06	ns	60	0,22	ns	7	0,00	ns
SIL-1α	25	0,06	ns	10	−0,21	ns	9	−0,12	ns	5	0,00	ns
SIL-6	83	0,37	0,00043	80	0,30	0,0067	59	0,33	0,0091	8	0,84	0,0076
SIL-8	28	0,34	ns	25	−0,14	ns	14	0,33	ns	7	0,00	ns
TNFα	25	0,37	ns	13	0,36	ns	11	0,60	0,048	6	0,00	ns
TXB2	74	0,04	ns	65	−0,13	ns	54	0,08	ns	6	0,00	ns
PGF2α	73	−0,01	ns	65	−0,01	ns	53	0,22	ns	6	0,00	ns
bcPGE2	27	0,23	ns	21	−0,03	ns	14	0,24	ns	7	0,00	ns
PG6KF1α	60	0,11	ns	51	−0,06	ns	42	0,03	ns	6	0,00	ns
PGM	30	−0,21	ns	25	−0,06	ns	25	0,10	ns	0	−	−
CK	85	0,13	ns	76	0,06	ns	60	−0,21	ns	7	0,40	ns
CK-MM	8	0,57	ns	8	0,84	0,0078	6	0,09	ns	0	−	−
LDH	8	0,40	ns	8	0,13	ns	6	0,24	ns	0	−	−
Aldolase	8	0,36	ns	8	0,63	ns	6	0,27	ns	0	−	−
PMN-Elastase	32	0,04	ns	28	0,08	ns	25	0,36	ns	0	−	−
PLA	31	0,18	ns	29	0,13	ns	25	0,39	ns	0	−	−
PLA2	31	0,12	ns	31	0,17	ns	26	0,42	ns	0	−	−
Neopterin	30	0,38	0,037	25	0,18	ns	16	0,49	0,049	7	0,00	ns
CRP	61	0,11	ns	54	0,19	ns	40	0,25	ns	7	0,00	ns
Protein	87	−0,29	0,0056	78	−0,30	0,0067	62	−0,36	0,0035	7	0,00	ns

Tabelle 7. E und Laborparameter (Spearman-R-Korrelation mit p-Niveau)

Laborparameter	U			A			30'			S2		
	n	R	p	n	R	p	n	R	p	n	R	p
ET	17	−0,07	ns	69	0,28	0,018	78	0,30	0,0062	93	0,26	0,0092
SIL-1α	3	−0,50	ns	11	0,06	ns	17	0,005	ns	29	−0,01	ns
SIL-6	20	−0,09	ns	69	0,34	0,0042	73	0,36	0,0015	72	0,20	ns
SIL-8	4	–	–	22	0,92	0,000000	18	0,45	ns	33	0,39	0,023
TNFα	6	−0,84	0,034	15	0,25	ns	17	−0,08	ns	29	0,14	ns
TXB2	21	0,17	ns	75	0,04	ns	72	0,08	ns	85	0,08	ns
PGF2α	21	−0,03	ns	61	−0,16	ns	71	−0,36	0,0018	86	−0,22	0,036
bcPGE2	18	−0,07	ns	25	0,10	ns	18	0,14	ns	29	0,12	ns
PG6KFIα	21	0,12	ns	44	0,23	ns	54	0,06	ns	69	0,18	ns
PGM	0	–	–	11	−0,30	ns	34	−0,52	0,0015	37	−0,03	ns
CK	8	0,53	ns	66	0,33	0,0064	77	0,44	0,000055	89	0,36	0,00047
CK-MM	0	–	–	7	0,47	ns	7	0,54	ns	8	0,59	ns
LDH	0	–	–	7	0,19	ns	7	−0,15	ns	8	0,36	ns
Aldolase	0	–	–	7	0,00	ns	7	0,15	ns	8	0,29	ns
PMN-Elastase	0	–	–	12	0,40	ns	34	0,26	ns	35	0,39	0,020
PLA	0	–	–	11	−0,06	ns	35	−0,01	ns	35	−0,08	ns
PLA2	0	–	–	12	0,60	0,036	35	0,25	ns	36	0,01	ns
Neopterin	14	−0,22	ns	29	−0,16	ns	18	−0,08	ns	33	−0,09	ns
CRP	2	–	–	23	−0,22	ns	43	−0,28	ns	58	−0,21	ns
Protein	8	−0,16	ns	65	−0,50	0,000021	77	−0,36	0,0011	91	−0,39	0,00013

Tabelle 7. *(Fortsetzung)*

Laborparameter	S4			S6			S12			S24		
	n	R	p	n	R	p	n	R	p	n	R	p
ET	94	0,11	ns	96	0,14	ns	91	0,04	ns	89	0,08	ns
SIL-1α	27	−0,10	ns	29	−0,23	ns	25	−0,23	ns	25	−0,11	ns
SIL-6	96	0,38	0,00013	94	0,51	0,000000	90	0,48	0,000001	91	0,36	0,00044
SIL-8	29	0,57	0,0012	32	0,68	0,000013	30	0,66	0,000055	29	0,67	0,000055
TNFα	26	0,24	ns	29	0,37	0,047	26	0,33	ns	25	0,25	ns
TXB2	82	0,19	ns	83	0,29	0,0065	79	0,22	0,044	80	0,001	ns
PGF2α	83	−0,19	ns	83	−0,12	ns	82	−0,12	ns	80	−0,01	ns
bcPGE2	25	0,01	ns	29	0,20	ns	27	0,31	ns	27	0,38	ns
PG6KF1α	66	0,21	ns	66	0,32	0,0085	64	0,26	0,032	66	0,34	0,0047
PGM	37	−0,05	ns	34	−0,05	ns	32	0,03	ns	33	−0,23	ns
CK	88	0,40	0,00011	90	0,48	0,000001	84	0,51	0,000000	85	0,50	0,000001
CK-MM	8	0,50	ns	8	0,59	ns	8	0,41	ns	8	0,50	ns
LDH	8	0,29	ns	8	0,32	ns	8	0,23	ns	8	0,23	ns
Aldolase	8	0,26	ns	8	0,23	ns	8	−0,23	ns	8	0,23	ns
PMN-Elastase	38	0,45	0,0042	36	0,40	0,013	33	0,26	ns	36	0,19	ns
PLA	37	−0,16	ns	36	−0,25	ns	30	−0,12	ns	36	−0,45	0,0057
PLA2	37	−0,11	ns	36	0,13	ns	32	0,15	ns	37	−0,11	ns
Neopterin	29	−0,001	ns	31	0,13	ns	30	0,17	ns	29	0,37	0,047
CRP	62	−0,27	0,028	64	−0,06	ns	58	0,20	ns	63	0,26	0,033
Protein	89	−0,34	0,00078	91	−0,33	0,0011	86	−0,36	0,00047	88	−0,47	0,000003

Tabelle 7. *(Fortsetzung)*

Laborparameter	T3			T5			T10			T15		
	n	R	p	n	R	p	n	R	p	n	R	p
ET	85	0,18	ns	80	0,09	ns	60	0,14	ns	7	0,35	ns
SIL-1α	25	−0,26	ns	10	−0,36	ns	9	−0,36	ns	5	−0,54	ns
SIL-6	83	0,37	0,00043	80	0,30	0,0067	59	0,33	0,0091	8	0,84	0,0076
SIL-8	28	0,36	ns	25	0,11	ns	16	0,07	ns	7	−0,35	ns
TNFα	25	0,55	0,0038	13	0,59	0,033	11	0,84	0,0012	6	0,97	0,0012
TXB2	74	0,08	ns	65	0,24	ns	54	−0,21	ns	6	0,03	ns
PGF2α	73	−0,05	ns	65	0,14	ns	53	0,14	ns	6	0,50	ns
bcPGE2	27	0,19	ns	21	0,20	ns	14	0,20	ns	7	−0,12	ns
PG6KF1α	60	0,15	ns	51	0,22	ns	42	0,15	ns	6	0,83	0,038
PGM	30	0,05	ns	25	−0,27	ns	25	−0,17	ns	0	−	−
CK	85	0,54	0,000000	76	0,43	0,000077	60	0,31	0,14	7	0,00	ns
CK-MM	8	0,57	ns	8	0,84	0,0079	6	0,09	ns	0	−	−
LDH	8	0,20	ns	8	0,39	ns	6	0,55	ns	0	−	−
Aldolase	8	0,41	ns	8	0,63	ns	6	−0,03	ns	0	−	−
PMN-Elastase	32	0,07	ns	28	0,15	ns	25	0,22	ns	0	−	−
PLA	31	−0,006	ns	29	−0,06	ns	25	0,10	ns	0	−	−
PLA2	31	0,23	ns	31	0,12	ns	26	0,33	ns	0	−	−
Neopterin	30	0,47	0,0082	25	0,48	0,014	16	0,26	ns	7	0,36	ns
CRP	61	0,29	0,019	54	0,33	0,014	40	0,25	ns	7	0,56	ns
Protein	87	−0,38	0,00028	78	−0,38	0,00057	62	−0,30	0,016	7	−0,33	ns

Tabelle 8. FR und Laborparameter (Spearman-R-Korrelation mit p-Niveau)

Laborparameter	U			A			30'			S2		
	n	R	p	n	R	p	n	R	p	n	R	p
ET	17	−0,01	ns	69	0,30	0,011	78	0,33	0,0029	93	0,23	0,026
SIL-1α	3	−0,86	ns	11	0,18	ns	17	−0,17	ns	29	0,01	ns
SIL-6	20	0,14	ns	69	0,55	0,000001	73	0,46	0,000031	72	0,33	0,0039
SIL-8	4	–	–	22	0,85	0,000000	18	0,61	0,0064	33	0,51	0,0021
TNFα	6	−0,52	ns	15	0,16	ns	17	0,03	ns	29	0,21	ns
TXB2	21	0,47	ns	75	−0,002	ns	72	0,11	ns	85	0,04	ns
PGF2α	21	0,50	0,019	61	0,22	ns	71	0,07	ns	86	0,15	ns
bcPGE2	18	0,16	ns	25	0,24	ns	18	0,12	ns	29	0,21	ns
PG6KF1α	21	0,56	0,0077	44	0,38	0,0093	54	0,27	0,040	69	0,27	0,023
PGM	0	–	–	11	−0,04	ns	34	−0,22	ns	37	0,08	ns
CK	8	0,73	0,037	66	0,59	0,000000	77	0,54	0,000000	89	0,53	0,000000
CK-MM	0	–	–	7	0,63	ns	7	0,82	0,021	8	0,78	0,022
LDH	0	–	–	7	0,46	ns	7	−0,48	ns	8	0,57	ns
Aldolase	0	–	–	7	0,25	ns	7	0,46	ns	8	0,61	ns
PMN-Elastase	0	–	–	12	0,58	0,044	34	0,45	0,0073	35	0,59	0,00018
PLA	0	–	–	11	0,29	ns	35	0,12	ns	35	−0,07	ns
PLA2	0	–	–	12	0,40	ns	35	0,05	ns	36	0,06	ns
Neopterin	14	−0,38	ns	29	−0,05	ns	18	−0,27	ns	33	−0,16	ns
CRP	2	–	–	23	−0,31	ns	43	−0,26	ns	58	−0,21	ns
Protein	8	−0,28	ns	65	−0,54	0,000002	77	−0,48	0,000008	91	−0,34	0,00077

Tabelle 8. *(Fortsetzung)*

Laborparameter	S4			S6			S12			S24		
	n	R	p	n	R	p	n	R	p	n	R	p
ET	94	0,06	ns	96	0,11	ns	91	0,02	ns	89	0,17	ns
SIL-1α	27	−0,25	ns	29	−0,28	ns	25	−0,17	ns	25	−0,04	ns
SIL-6	96	0,45	0,000003	94	0,51	0,000000	90	0,43	0,000018	91	0,38	0,00018
SIL-8	29	0,62	0,00028	32	0,68	0,000015	30	0,72	0,000006	29	0,63	0,00025
TNFα	26	0,24	ns	29	0,40	0,029	26	0,48	0,013	25	0,22	ns
TXB2	82	0,11	ns	83	0,22	ns	79	0,10	ns	80	−0,04	ns
PGF2α	83	0,29	0,0064	83	0,18	ns	82	0,24	0,025	80	0,14	ns
bcPGE2	25	0,09	ns	29	0,11	ns	27	0,29	ns	27	0,29	ns
PG6KF1α	66	0,23	ns	66	0,25	0,043	64	0,21	ns	66	0,30	0,013
PGM	37	0,01	ns	34	−0,09	ns	32	−0,07	ns	33	−0,18	ns
CK	88	0,53	0,000000	90	0,61	0,000000	84	0,61	0,000000	85	0,57	0,000000
CK-MM	8	0,74	0,033	8	0,74	0,033	8	0,67	ns	8	0,65	ns
LDH	8	0,53	ns	8	0,44	ns	8	0,47	ns	8	0,43	ns
Aldolase	8	0,49	ns	8	0,36	ns	8	0,006	ns	8	0,37	ns
PMN-Elastase	38	0,68	0,000003	36	0,55	0,00048	33	0,37	0,029	36	0,32	ns
PLA	37	0,02	ns	36	0,03	ns	30	0,21	ns	36	−0,15	ns
PLA2	37	0,02	ns	36	0,22	ns	32	0,08	ns	37	0,04	ns
Neopterin	29	0,03	ns	31	0,24	ns	30	0,32	ns	29	0,41	0,026
CRP	62	−0,13	ns	64	0,15	ns	58	0,42	0,00077	63	0,23	ns
Protein	89	−0,28	0,0075	91	−0,21	0,042	86	−0,29	0,0063	88	−0,50	0,000000

Tabelle 8. *(Fortsetzung)*

Laborparameter		T3			T5			T10			T15	
	n	R	p	n	R	p	n	R	p	n	R	p
ET	85	0,17	ns	80	0,10	ns	60	0,06	ns	7	0,30	ns
SIL-1α	25	−0,16	ns	10	−0,41	ns	9	−0,34	ns	5	−0,54	ns
SIL-6	83	0,53	0,000000	80	0,40	0,00018	59	0,36	0,0042	8	0,87	0,0041
SIL-8	28	0,37	0,049	25	0,10	ns	16	0,18	ns	7	−0,41	ns
TNFα	25	0,51	0,008	13	0,40	ns	11	0,89	0,00020	6	0,92	0,0077
TXB2	74	0,06	ns	65	0,08	ns	54	−0,02	ns	6	0,21	ns
PGF2α	73	0,11	ns	65	0,20	ns	53	0,31	0,020	6	0,69	ns
bcPGE2	27	0,13	ns	21	0,05	ns	14	0,14	ns	7	−0,20	ns
PG6KF1α	60	0,16	ns	51	0,22	ns	42	0,13	ns	6	0,84	0,034
PGM	30	0,04	ns	25	−0,36	ns	25	−0,04	ns	0	−	−
CK	85	0,50	0,000001	76	0,37	0,00090	60	0,07	ns	7	−0,30	ns
CK-MM	8	0,67	ns	8	0,71	0,048	6	−0,40	ns	0	−	−
LDH	8	0,14	ns	8	−0,12	ns	6	0,37	ns	0	−	−
Aldolase	8	0,64	ns	8	0,28	ns	6	−0,05	ns	0	−	−
PMN-Elastase	32	0,06	ns	28	0,27	ns	25	0,11	ns	0	−	−
PLA	31	0,09	ns	29	0,13	ns	25	0,22	ns	0	−	−
PLA2	31	0,27	ns	31	0,26	ns	26	0,39	0,046	0	−	−
Neopterin	30	0,49	0,0057	25	0,53	0,0056	16	0,41	ns	7	0,32	ns
CRP	61	0,17	ns	54	0,39	0,0029	40	0,28	ns	7	0,59	ns
Protein	87	−0,54	0,000000	78	−0,51	0,000002	62	−0,40	0,0011	7	−0,36	ns

Tabelle 9. WT und Laborparameter (Spearman-R-Korrelation mit p-Niveau)

Laborparameter	U			A			30'			S2		
	n	R	p	n	R	p	n	R	p	n	R	p
ET	17	0,35	ns	69	0,26	0,026	78	0,40	0,00027	93	0,19	ns
SIL-1α	3	0,86	ns	11	−0,06	ns	17	−0,08	ns	29	−0,07	ns
SIL-6	20	0,32	ns	69	0,49	0,000015	73	0,50	0,000005	72	0,38	0,00073
SIL-8	4	–	–	22	0,81	0,000004	18	0,78	0,00011	33	0,61	0,000060
TNFα	6	0,37	ns	15	−0,17	ns	17	0,18	ns	29	0,23	ns
TXB2	21	0,38	ns	75	0,08	ns	72	0,14	ns	85	0,01	ns
PGF2α	21	0,33	ns	61	−0,10	ns	71	−0,22	ns	86	−0,02	ns
bcPGE2	18	0,21	ns	25	0,11	ns	18	0,27	ns	29	0,21	ns
PG6KF1α	21	0,58	0,0053	44	0,28	0,035	54	0,28	ns	69	0,21	ns
PGM	0	–	–	11	0,10	ns	34	−0,19	ns	37	0,08	ns
CK	8	0,73	0,037	66	0,59	0,000000	77	0,54	0,000000	89	0,53	0,000000
CK-MM	0	–	–	7	0,71	ns	7	0,73	ns	8	0,73	0,039
LDH	0	–	–	7	0,14	ns	7	−0,16	ns	8	0,38	ns
Aldolase	0	–	–	7	0,00	ns	7	0,12	ns	8	0,28	ns
PMN-Elastase	0	–	–	12	0,77	0,0030	34	0,30	ns	35	0,40	0,015
PLA	0	–	–	11	0,67	0,024	35	0,15	ns	35	0,08	ns
PLA2	0	–	–	12	0,41	ns	35	−0,09	ns	36	0,01	ns
Neopterin	14	−0,20	ns	29	−0,10	ns	18	−0,39	ns	33	−0,16	ns
CRP	2	–	–	23	−0,11	ns	43	−0,13	ns	58	−0,06	ns
Protein	8	−0,85	0,0065	65	−0,56	0,000001	77	−0,55	0,000000	91	−0,36	0,00039

Tabelle 9. *(Fortsetzung)*

Laborparameter	n	R	p	n	R	p	n	R	p	n	R	p
		S4			S6			S12			S24	
ET	94	0,05	ns	96	0,16	ns	91	0,13	ns	89	0,18	ns
SIL-1α	27	−0,35	ns	29	−0,12	ns	25	0,16	ns	25	0,24	ns
SIL-6	96	0,53	0,000000	94	0,53	0,000000	90	0,43	0,000021	91	0,41	0,000041
SIL-8	29	0,67	0,000043	32	0,65	0,000062	30	0,66	0,00047	29	0,60	0,029
TNFα	26	0,11	ns	29	0,34	ns	26	0,43	0,027	25	0,25	ns
TXB2	82	0,03	ns	83	0,09	ns	79	−0,001	ns	80	−0,09	ns
PGF2α	83	−0,05	ns	83	−0,06	ns	82	−0,08	ns	80	−0,05	ns
bcPGE2	25	0,37	ns	29	0,17	ns	27	0,36	ns	27	0,43	0,022
PG6KF1α	66	0,18	ns	66	0,10	ns	64	0,05	ns	66	0,13	ns
PGM	37	−0,03	ns	34	−0,06	ns	32	−0,17	ns	33	−0,08	ns
CK	88	0,53	0,000000	90	0,61	0,000000	84	0,61	0,000000	85	0,57	0,000000
CK-MM	8	0,62	ns	8	0,65	ns	8	0,49	ns	24	0,62	ns
LDH	8	0,25	ns	8	0,20	ns	8	0,24	ns	8	0,20	ns
Aldolase	8	0,19	ns	8	0,13	ns	8	−0,24	ns	8	0,22	ns
PMN-Elastase	38	0,44	0,0050	36	0,32	ns	33	0,32	ns	36	0,13	ns
PLA	37	0,33	0,044	36	0,18	ns	30	0,11	ns	36	0,11	ns
PLA2	37	0,18	ns	36	0,18	ns	32	0,25	ns	37	0,22	ns
Neopterin	29	0,17	ns	31	0,37	0,038	30	0,26	ns	29	0,27	ns
CRP	62	0,07	ns	64	0,29	0,018	58	0,60	0,000001	63	0,32	0,0098
Protein	89	−0,27	0,0094	91	−0,27	0,0075	86	−0,25	0,018	88	−0,46	0,000005

Tabelle 9. *(Fortsetzung)*

Laborparameter	T3			T5			T10			T15		
	n	R	p	n	R	p	n	R	p	n	R	p
ET	85	0,30	0,0051	80	0,15	ns	60	0,24	ns	7	0,78	ns
SIL-1α	25	0,04	ns	10	−0,05	ns	9	0,13	ns	5	−0,35	ns
SIL-6	83	0,40	0,00013	80	0,26	0,018	59	0,29	0,024	8	0,87	0,0047
SIL-8	28	0,41	ns	25	0,21	ns	16	0,40	ns	7	0,35	ns
TNFα	25	0,45	0,022	13	0,15	ns	11	0,58	ns	6	0,54	ns
TXB2	74	−0,11	ns	65	0,08	ns	54	−0,003	ns	6	0,39	ns
PGF2α	73	0,03	ns	65	0,13	ns	53	0,22	ns	6	0,42	ns
bcPGE2	27	0,20	ns	21	0,31	ns	14	0,41	ns	7	0,48	ns
PG6KF1α	60	0,06	ns	51	0,10	ns	42	0,17	ns	6	0,84	0,034
PGM	30	−0,09	ns	25	−0,24	ns	25	0,25	ns	0	−	−
CK	85	0,50	0,000001	76	0,37	0,00090	60	0,07	ns	7	−0,30	ns
CK-MM	8	0,69	ns	8	0,87	0,0045	6	0,20	ns	0	−	−
LDH	8	0,25	ns	8	0,27	ns	6	0,46	ns	0	−	−
Aldolase	8	0,48	ns	8	0,39	ns	6	−0,08	ns	0	−	−
PMN-Elastase	32	0,009	ns	28	0,20	ns	25	0,34	ns	0	−	−
PLA	31	0,29	ns	29	0,15	ns	25	0,23	ns	0	−	−
PLA2	31	0,19	ns	31	0,07	ns	26	0,36	ns	0	−	−
Neopterin	30	0,50	0,0046	25	0,46	0,018	16	0,67	0,0038	7	0,96	0,00045
CRP	61	0,28	0,024	54	0,33	0,013	40	0,40	0,0095	7	0,21	ns
Protein	87	−0,54	0,000000	78	−0,49	0,000005	62	−0,40	0,0011	7	−0,57	ns

8 Literatur

Allgöwer M, Burri C (1967) Schockindex. Dtsch Med Wochenschr 43: 1947–1959

American College of Chest Physicans / Society of Critical Care Medicine Consenus Conference (1992) Definitions for sepsis and organ failure and guidelines for the use of innovative therapies in sepsis. Crit Care Med 20: 864–874

Apley AG (1990) An assessment of assessment. J Bone Joint Surg Br 72: 957–958

Arbeitsgemeinschaft „Scoring" der DGU (1994) Das Traumaregister der Deutschen Gesellschaft für Unfallchirurgie. Unfallchirurg 97: 230–237

Baker SP, O'Neill B, Haddon W, Long WB (1974) The Injury Severity Score: A method for describing patients with multiple injuries and evaluating emergency care. J Trauma 14: 187–196

Baue AE (1994) Multiple organ failure, multiple organ dysfunction syndrome, and systemic inflammatory response syndrome–where do we stand? Shock 2: 385–397

Berger D, Marzinzig E, Marzinzig M, Beger HG (1988) Quantitative endotoxin determination in blood-chromogenic modification of the limulus amebocyte lysate test. Eur Surg Res 20: 128–136

Bouillon B, Krämer M, Tiling T, Neugebauer E (1993) Traumascoresysteme als Instrumente der Qualitätskontrolle. Unfallchirurg 96: 55–61

Boyd CR, Tolsen MA, Copes WS (1987) Evaluating trauma care: the TRISS method. J Trauma 27: 370–378

Buchardi H, Sydow M, Cozier TA, Burgdorff J (1990) Organversagen bei Polytraumatisierten. Anäst Intensivth Notfallmed 25: 64–71

Buttenschön K, Berger D, Hiki N, Strecker W, Seidelmann M, Beger HG (1996) Plasma concentrations of endotoxin and antiendotoxin antibodies in patients with multiple injuries: a prospective clinical study. Eur J Surg 162: 853–860

Carmona RH, Tasao TC, Trunkey DD (1984) The role of prostacyclin and thromboxane in sepsis and septic shock. Arch Surg 119: 189–192

Champion HR, Sacco WJ, Carnazzo AJ, Copes WS, Fonty WJ (1981) Trauma Score. Crit Care Med 9: 672–676

Champion HR, Sacco WJ, Copes WS, Gann DS, Gennarelli TA, Flamagan ME (1989)A revision of the trauma score. J Trauma 29: 623–629

Champion HR, Sacco WJ, Copes WS (1995)Injury severity scoring again. J Trauma 38: 94–95

Collinson PO, Chandler HA, Stubbs PJ, Moseley DS, Lewis D, Simmons MD (1995) Measurement of serum troponin T, creatin kinase MB isoenzyme, and total creatin kinase following ardous physical training. Ann Clin Biochem 32: 450–453

Committee on Injury Scaling (1990) Abbreviated injury scale 1990 revision. Association for the Advancement of Automovement Medicine, Des Plaines, Ill.

Committee on Medical Aspects of Automotive Safety (1971) Rating the severity of tissue damage. I. The abbreviated Scale. J Am Med Assoc 215: 277–280

Copes WS, Champion HR, Sacco WJ, Lawnick M, Keast SL, Bain LW (1988a) The injury severity score revisited. J Trauma 28: 69–77

Copes WS, Lawnick M, Champion HR, Sacco WJ (1988b) A comparison of abbreviated injury scale 1980 and 1985 versions. J Trauma 28: 78–86

Deitch EA, Morrison J, Berg R, Specian RD (1990)Effect of hemorrhagic shock on bacterial translocation, intestinal morphology and intestinal permeability in conventional and antibiotic–decontaminated rats. Crit Care Med 18: 529–536

Donelly TJ, Meade P, Jagels M, Gryer HG, Law MM, Hugli TE, Shoemaker WG, Abraham E (1994) Cytokine, complement, and endotoxin profiles associated with the development of the adult respiratory distress sydrome after severe injury. Crit Care Med 22: 768–776

Foëx BA, Quinn JV, Little RA, Shelly MP, Slotman GJ (1996) Eicosanoid and cytokine responses to shock: traumatic/haemorrhagic versus septic physiological insults in pigs. Shock 5 (Suppl 16)

Georgiadis GM, Behrens FF, Joyce MJ, Earle AS, Simmons AL (1993) Open tibial fractures with severe soft-tissue loss. Limb salvage compared with below-the-knee amputation. J Bone Joint Surg Am 75: 1431-1441

Goris RJA, te Boekhorst TPA, Nuytinck JKS, Gimbrere JSF (1985) Multiple-organ failure. Arch Surg 120: 1109-1115

Guggenmoos-Holzmann J, Wernecke KD (1995) Medizinische Statistik. Blackwell, Berlin Wien

Hansen ST Jr (1989) Overview of the severely traumatized lower limb. Reconstruction versus amputation. Clin Orthop 105: 17-19

Haven H, De (1952) The site frequency and dangerousness of injury sustained in 800 survivors of eight plane accidents. Crash Injury Research, Cornell University, pp 8-13

Hoch RC, Rodriguez R, Manning T, Bishop M, Mead P, Shoemaker WC, Abraham E (1993) Effects of accidental trauma on cytokine and endotoxin production. Crit Care Med 21: 839-845

Hoffmann GE, Neumann U (1989) Modified photometric method for the determination of phospholipase A activities. Klin Wochenschr 67: 106-109

Keel M, Schregenberger N, Steckholzer U, Ungethüm U, Kenney J, Trentz O, Ertel W (1996) Endotoxin tolerance after severe injury and its regulatory mechanismus. J Trauma 41: 430-437

Kinzl L, Strecker W, Gonschorek O (1992) Therapie des Polytraumatisierten - interdisziplinäre Organisation am spezialisierten Zentrum. Unfallchirurgie 18: 111-113

Meduri GU, Headly S, Kohler G, Stentz F, Tolley E, Umberger R, Leeper K (1995) Persistent elevation of inflammatory cytokines predicts a poor outcome in ARDS. Chest 197: 1062-1073

Messmer KFW (1983) Traumatic shock in polytrauma: circulatory parameters, biochemistry, and resuscitation. World J Surg 7: 26-30

Milholland AV, Cowley RA, Sacco WJ (1979) Development and prospective study of an anatomical index and an acute trauma index. Am Surg 45: 246-251

Milzman DP, Boulanger BR, Rodriguez A, Soderstrom CA, Mitchell KA, Magnant CM (1992) Pre-existing disease in trauma patients: a predictor of fate independent of age and injury severity score. J Trauma 32: 236-243

Modig J, Helfstrand U, Wegenius G (1985) Determinants of early adult respiratory distress syndrome. Acta Chir Scand 151: 413-418

Moore FA, Moore EE, Pogette R et al. (1991) Gut bacterial translocation via the portal vein: a clinical perspective with major torso trauma. J Trauma 31: 629-638

Müller ME, Nazarian S, Koch P, Schatzker J (1990) Classification of fractures. Springer, Berlin Heidelberg New York Tokio

Nast-Kolb D (1997) Marknagelung beim Polytrauma. Unfallchirurg 100: 80-84

Nast-Kolb D, Jochum M, Waydhas C, Schweiberer L (1991) Die klinische Wertigkeit biochemischer Faktoren nach Polytrauma. Hefte Unfallheilkd 215

Neugebauer E, Bouillon B (1994) Was können Scoresysteme leisten? Unfallchirurg 97: 172-176

Neuhof H (1987) Humoralveränderungen im Schock: Die pathogenetische Bedeutung der Mediatoren. In: Kilian J, Messmer K, Ahnefeld FW (Hrsg) Schock. Springer, Berlin Heidelberg New York Tokio, S 37-52

Nuviala RJ, Roda L, Lapieza MG, Boned B, Giner A (1992) Serum enzymes activities at rest and after a marathon race. J Sports Med Phys Fitness 32: 180-186

Oestern HJ, Kabus K (1990) Wertigkeit von Score-Systemen. Hefte Unfallheilkd 212: 71-79

Oestern HJ, Kabus K (1994) Vergleich verschiedener Traumascoresysteme. Unfallchirurg 97: 177-184

Oestern HJ, Sturm J, Lobenhoffer HP, Nerlich M, Schiemann M, Tscherne H (1983) Möglichkeiten zur Klassifizierung von Verletzungen beim Polytraumatisierten. Langenbecks Arch Chir Forum 68: 93-97

Oestern HJ, Tscherne H, Sturm J, Nerlich M (1985) Klassifizierung der Verletzungsschwere. Unfallchirurg 88: 465-472

Oestern HJ, Kabus K, Neumann C (1991) Der Hannoversche Polytraumaschlüssel. Hefte Unfallheilkd 220: 210-215

Peskar BA, Steffens C, Peskar BM (1979) Radioimmunoassay of 6-keto-Prostaglandin F1α in biological material. In: Albertini A, Da Prada M, Peskar BA (eds) Radioimmunoassay of drugs and hormones in cardiovascular medicine. Elsevier, LAmsterdam, pp 239-250

Pfeifer KJ, Mangel E, Trupka A, Schweiberer L (1996) Stellenwert der Diagnostik mit konventioneller Röntgenthorax - Untersuchung und thorakaler Computertomographie zur Erkennung von Lungenschäden. Hefte Z Unfallchir 253: 127-133

Poole GV, Tinsley M, Tsao AK, Thomae KR, Martin RW, Hauser CJ (1996) Abbreviated Injury Scale does not reflect the added morbidity of multiple lower extremity fractures. J Trauma 40 (6): 951-955

Pullicino EA, Carli F, Poole S, Rafferty B, Malik STA, Elia M (1990) The relationship between the circulating concentrations of interleukin 6 (IL-6), tumor necrosis factor (TNF) and the acute phase response to elective surgery and accidental injury. Lymphokine Res 9: 231-238

Quirke TE, Sharma PK, Boss WK, Oppenheim WC, Rauscher GE (1996) Are type IIIC lower extremity injuries an indication for primary amputation? J Trauma 40: 992–996

Regel G, Grotz M, Weltner T, Sturm JA, Tscherne H (1996) Pattern of organ failure following severe trauma. World J Surg 20: 422–429

Regel G, Lobenhoffer P, Grotz M, Pape HC, Lehmann U, Tscherne H (1995) Treatment results of patients with multiple trauma: an analysis of 3406 cases treated between 1972 and 1991 at a German level I trauma center. J Trauma 38: 70–78

Rose S, Marzi J (1996) Pathophysiologie des Polytraumas. Zentralbl Chir 121: 896–913

Roscher R, Öttinger W, Beger HG (1988) Bacterial microflora, endogenous endotoxin, and prostaglandins in small bowel obstruction. Ann J Surg 155: 348–355

Roumen RMH, Hendriks T, van der Ven-Jongekrijg J, Nieuwenhuijzen GAP, Sauerwein RW, van der Meer JWM, Goris RJA (1993) Cytokine pattern in patients after major vascular surgery, hemorrhagic shock, and severe blunt trauma. Am Surg 218: 769

Rush BF, Sori AJ, Murphy TF, Smith S (1988) Endotoxemia and bacteremia during hemorragic shock. Ann Surg 207: 549–554

Rutherford EJ, Morris JA, Reed GW, Hall KS (1992) Base deficit stratifies mortality and determines therapy. J Trauma 33: 417–423

Sakamoto K, Arakawa H, Mita S, Ishiko T, Ikei S, Egami H, Hisano S, Ogawa M (1994) Elevation of circulating interleukin 6 after surgery: factors influencing the serum level. Cytokine 6: 181–186

Schmidt U, Muggia-Sullam M, Holch M, Kant CJ, Brummerloh C, Frame CB, Rowe DW, Enderson BL, Nerlich M, Maull KJ, Tscherne H (1993) Primärversorgung des Polytraumas – Vergleich eines deutschen und amerikanischen Luftrettungssystems. Unfallchirurg 96: 287–291

Schweiberer L, Nast-Kolb D, Duswald KH, Waydhas C, Müller K (1987) Das Polytrauma – Behandlung nach dem diagnostischen und therapeutischen Stufenplan. Unfallchirurg 90: 529–538

Shier MR, Willson RF, James RE, Riddle J, Mammen EF, Pedersen HE (1977) Fat embolism prophylaxis: a study of four treatment modalities. J Trauma 17: 621–628

Strecker W, Gonschorek O, Buttenschön K, Kinzl L (1995) Früher Nachweis einer hohen Interleukin-6-Konzentration im Serum (SIL-6) Polytraumatisierter. Langenbecks Arch Chir Suppl II (Kongreßbericht): 109–111

Strecker W, Gonschorek O, Bux R, Berger D, Kinzl L (1993) Endotoxin im Blutplasma von Patienten nach Trauma. Unfallchirurg 96: 433–437

Strecker W, Gonschorek O, Kinzl L (1992) Behandlungsstrategie des polytraumatisierten Patienten aus der Sicht der interdiziplinären Zusammenarbeit. Acta Chir Austr 24: 309–312

Sturm JA, Pape HC (1996) Frakturstabilisierung und Thoraxtrauma. Hefte Z Unfallchir 253: 197–204

Südkamp N, Haas N, Flory PJ, Tscherne H, Berger A (1989) Kriterien der Amputation, Rekonstruktion und Replantation von Extremitäten bei Mehrfachverletzten. Chirurg 60: 774–781

Svoboda P, Kantorova J, Ochmann J (1994) Dynamics of interleukin 1, 2 and 6 and tumor necrosis factor alpha in multiple trauma patients. J Trauma 36: 336–340

Trentz O, Friedl HP (1992) Prioritäten in der Versorgung offener Frakturen beim Polytraumatisierten. Helv Chir Acta 59: 101–105

Trentz O, Oestern HJ, Hempelmann G, Kolbow H, Sturm J, Trentz OA, Tscherne H (1978) Kriterien für Operabilität von Polytraumatisierten. Unfallheilkunde 81: 451–458

Trentz O, Kossmann T, Stocker R (1993) Early fracture fixation in polytrauma: rationale and concept. Circ Shock Suppl 1: 6

Tscherne H, Oestern HJ (1982) Die Klassifizierung des Weichteilschadens bei offenen und geschlossenen Frakturen. Unfallheilkunde 85: 111–115

Tscherne H, Regel G, Sturm JA, Friedl HP (1987a) Schweregrad und Prioritäten bei Mehrfachverletzungen. Chirurg 58: 631–640

Tscherne H, Sturm JA, Regel G (1987b) Die prognostische Bedeutung der Frühversorgung am Beispiel des Unfallpatienten. Langenbecks Arch Chir 372 (Kongreßbericht): 37–42

Vijaykumar E, Raziuddin S, Wardle EN (1991) Plasma endotoxin in patients with trauma, sepsis and severe haemorrhage. Clin Int Care 2: 4–9

Wallace AB (1951) The exposure treatment of burns. Lancet I: 501–504

Waydhas C, Nast-Kolb D, Ruchholtz S, Schweiberer L (1994) Praktische und theoretische Grenzen von Scoresystemen. Unfallchirurg 97: 185–190

Wenzel H (1995) Densitometrie und Körperzusammensetzung – Entwicklung eines Verfahrens zur Messung der Körperdichte des Menschen und seine Anwendung. Dissertation, Universität Ulm

West JG, Trunkey DD, Lim LC (1979) Systems of trauma care – a study of two countries. Arch Surg 114: 455–460

Wyatt JP, Beard D, Gray A, Busuttil A, Robertson CE (1996) Rate, causes and prevention of deaths from injuries in south-east Scotland. Injury 27: 337–340

Nachwort

Herrn Prof. Dr. Kinzl danke ich für sein Angebot und die Aufforderung, das vorgestellte Thema zu bearbeiten. Ohne seine konstruktive und stets stimulierende Hilfsbereitschaft wäre diese Arbeit nicht entstanden.

Hern Prof. Dr. Beger danke ich für die stets wohlwollende Unterstützung der interdisziplinären Traumaforschung und für die außergewöhnliche Gastfreundschaft in den Speziallabors der Abteilung Chirurgie I.

Dieses Entgegenkommen ermöglichte es, einen Teil der biochemischen Analytik im Endotoxinlabor unter Leitung von zunächst Herrn Prof. Dr. Dieter Berger und später Herrn Dr. Klaus Buttenschön durchzuführen, in liebenswürdiger Weise unterstützt von Frau Manuela Seidelmann. Dem Endotoxin-Team danke ich ebenso wie dem Prostaglandin-Team in der Sektion Chirurgische Forschung (Abt. Chirurgie I) unter Leitung von Herrn Prof. Dr. Brückner und der zuverlässigen und kompetenten Hilfestellung durch Herrn Michael Marzinzig.

Herrn Prof. Dr. Dr. Grünert und seinen Mitarbeitern von der Klinischen Chemie danke ich für die entgegenkommende Hilfsbereitschaft in der Klärung theoretischer und praktischer Fragen sowie für die Durchführung eines großen Anteils der gesamten Laboranalytik. Besonders dankbar bin ich den beiden Oberärzten Herrn Dr. Gerald Steinbach und Dr. Christian Wolf für die mannigfachen anregenden Gespräche und die freundschaftliche Zusammenarbeit.

Besonders verbunden bin ich dem Traumateam der Abteilung Chirurgie III und seinen tragenden Säulen, allen voran – neben Herrn Prof. Dr. Kinzl – in der Frühphase Dr. Oliver Gonschorek, und ab 1993 PD Dr. Florian Gebhard. Ihr Engagement war für die Durchführung dieser Traumastudie ebenso wichtig wie der oft aufreibende Einsatz der Mitarbeiter Dr. Roman Bux, Dr. Gregor Banik, Petra Pfund, Caroline Grabow und insbesondere Juliusz Rager. Ihre Arbeit, häufig nachts oder an Sonn- und Feiertagen, ermöglichte erst die Erhebung der umfangreichen klinischen Daten und die Gewinnung und Weiterverarbeitung der zahlreichen Blutproben. Herr Juliusz Rager hat die ungeheuren Datenmengen schließlich in verständliche Strukturen transformiert. Ihm danke ich ebenso herzlich wie schlußendlich Herrn Stefan Reutemann für sein gezeigtes Talent bei Satz und Gestaltung des vorliegenden Textes.

Sachverzeichnis

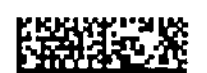